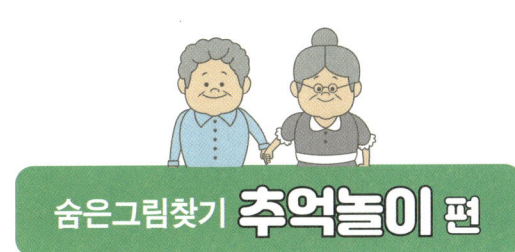

숨은그림찾기 **추억놀이** 편

치매 예방을 위한

오늘도 재밌는 뇌운동 스티커 270

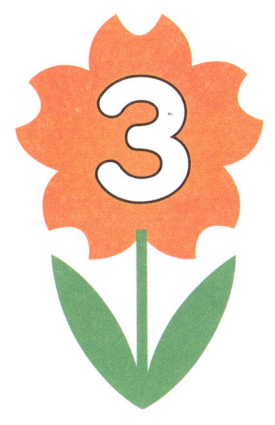

3

도서출판 큰그림

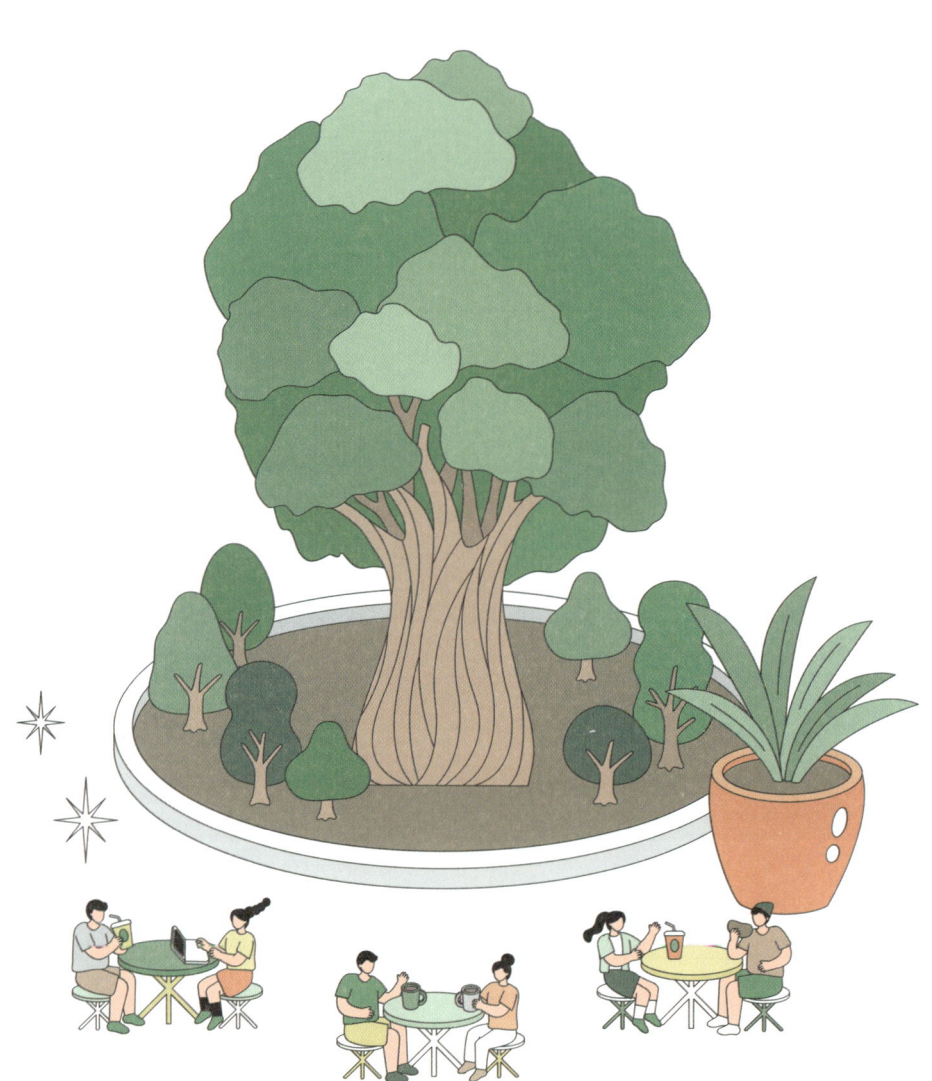

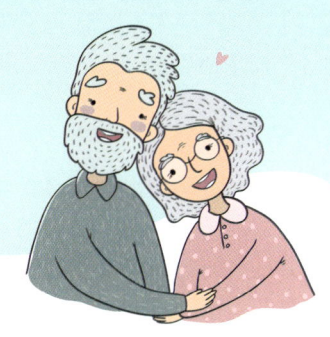

   우리나라 75세 이상의 인구 중 평균 4개 이상의 만성질환을 갖고 있는 분들이 많습니다. 노인의 경우 통증과 피로감으로 걱정이 많기 때문에 신체증상장애(정신 활동, 심리 상태와 관련하여 발생하게 되는 신체 증세)가 흔히 일어날 수도 있습니다. 그리고 치매, 요실금, 영양 실조, 수면장애 등 여러 질병에 노출될 수도 있습니다.

   지금은 100세 시대입니다. 조금 더 건강한 삶을 살 수 있도록 매일 아침 가벼운 운동인 '보훈공단이 알려주는 치매 예방을 위한 **3분 건강체조**'로 몸을 깨워 주세요.

   그리고 **「오늘도 재밌는 뇌운동」**으로 매일 쉽고 재밌는 문제도 풀고 숨은 그림도 찾으면서 두뇌를 움직여 주세요. 건강을 유지하는 방법은 여러 가지가 있겠지만, 위와 같은 꾸준한 움직임은 여러분 몸에 도움을 줄 수 있습니다.

큰그림 편집부 올림

이 책을 보는 법

❶ 매일 6~9쪽의 체조를 따라 합니다.

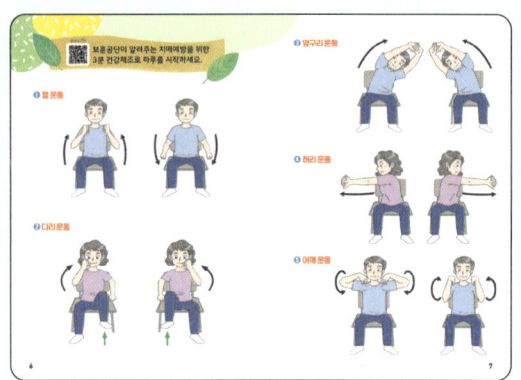

❷ 매일 네 쪽의 문제를 풀어 봅니다.

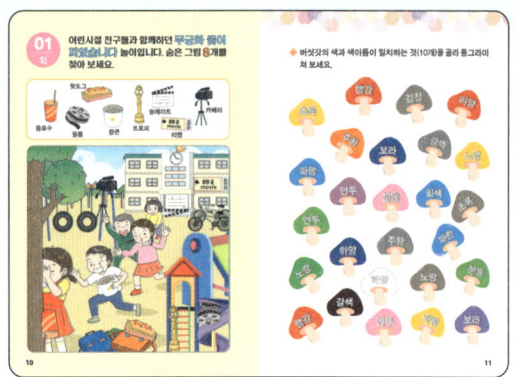

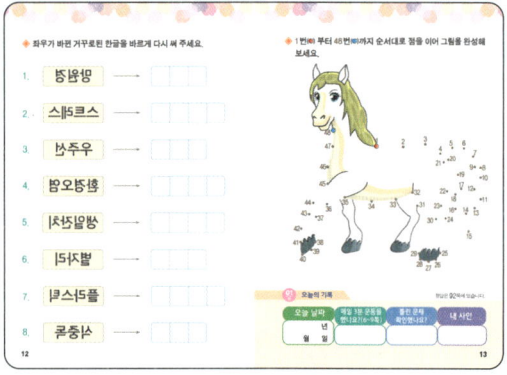

❸ 정답을 맞추고 넷째 쪽 하단의 '오늘의 기록'에 날짜와 사인을 적어 주세요.

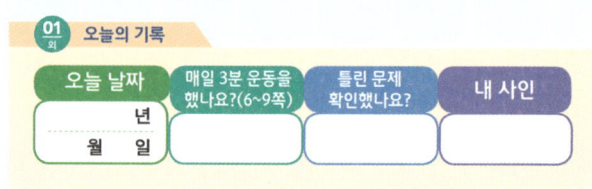

❹ 「스티커 붙이기」 코너에서는 책 뒤에서 같은 숫자가 적힌 색깔 스티커를 준비한 후 알맞은 도형을 찾아 칸에 붙여 주면 완성됩니다.

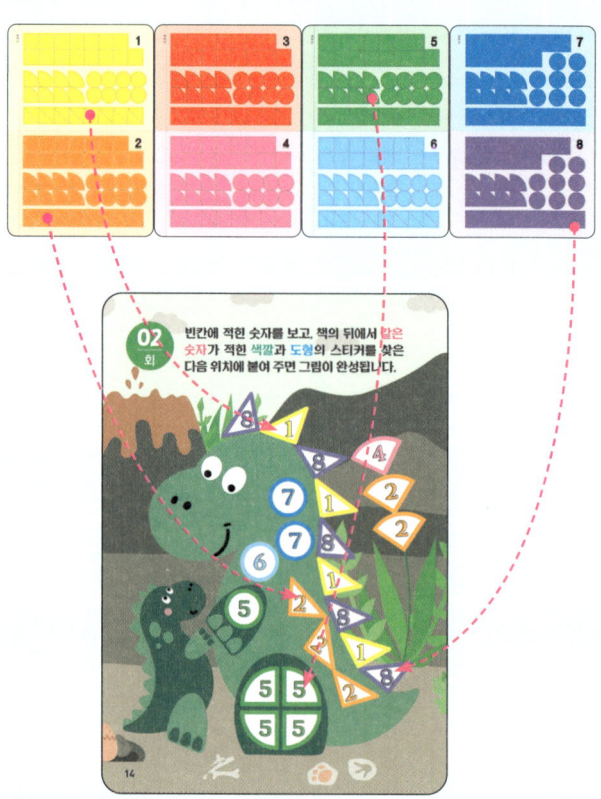

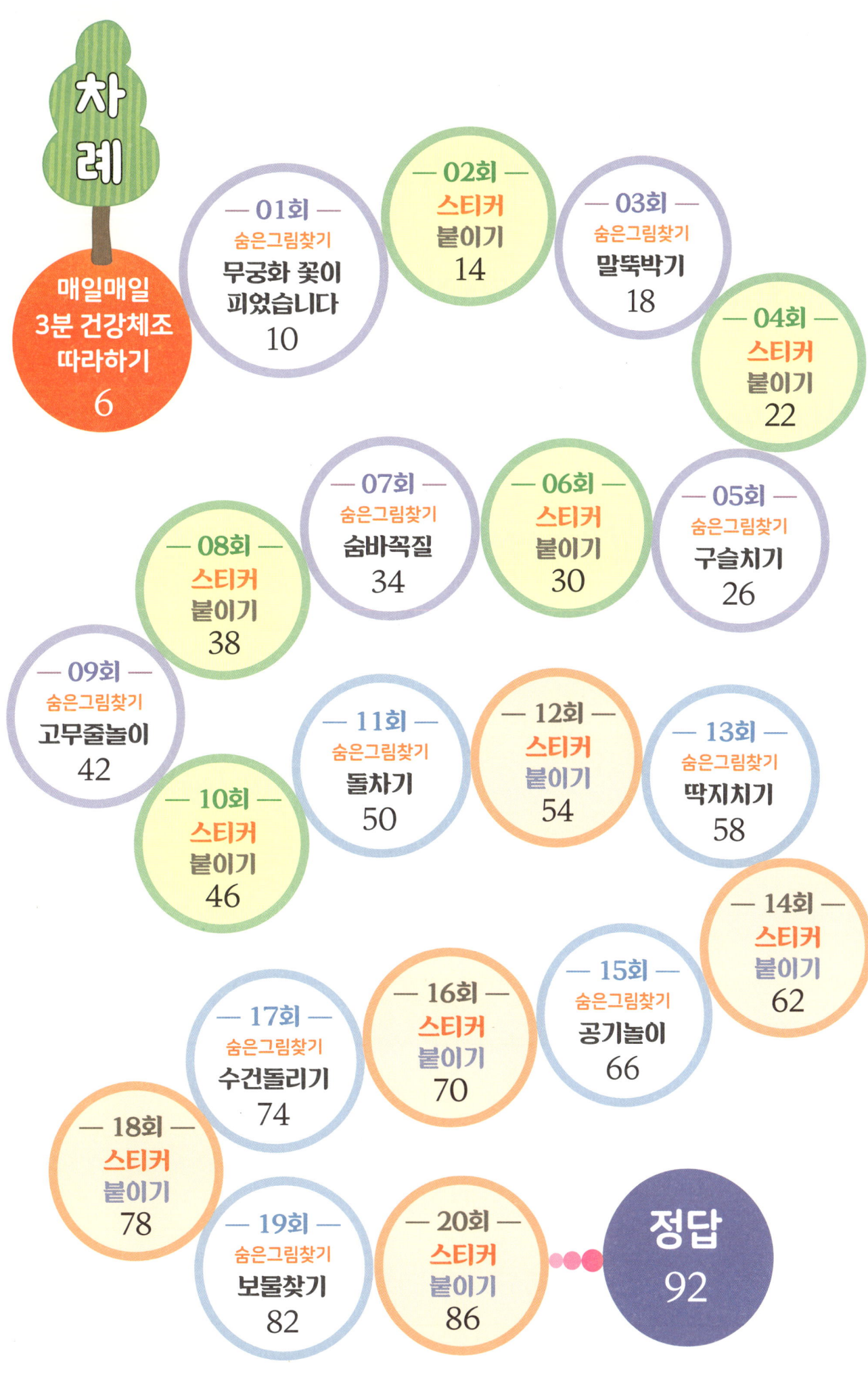

 보훈공단이 알려주는 치매 예방을 위한 3분 건강체조로 하루를 시작하세요.

❶ 팔 운동

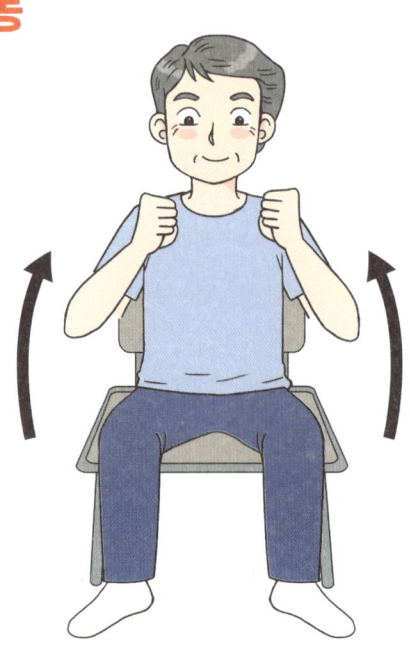 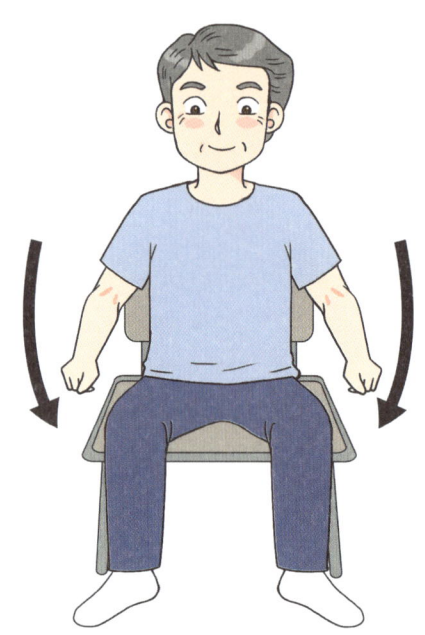

❷ 다리 운동

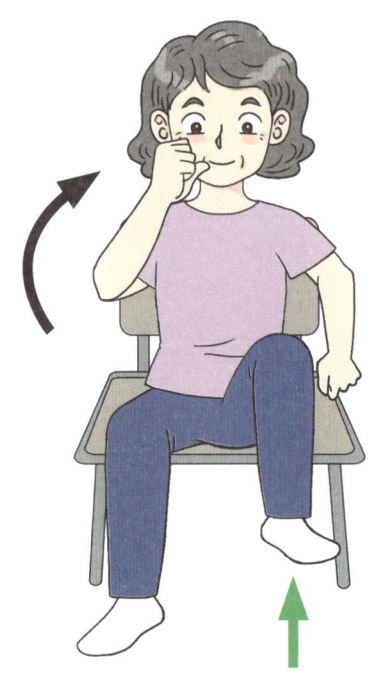 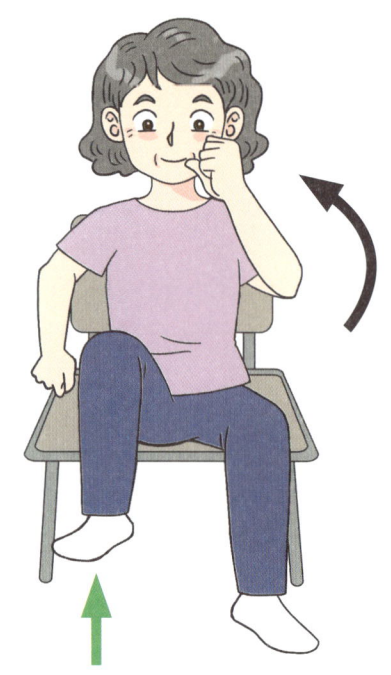

❸ **옆구리 운동**

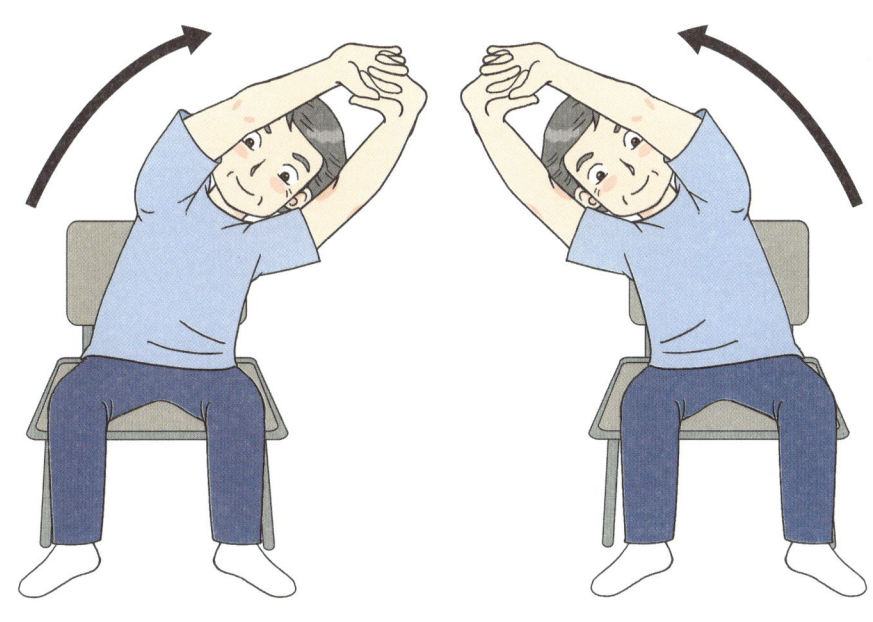

❹ **허리 운동**

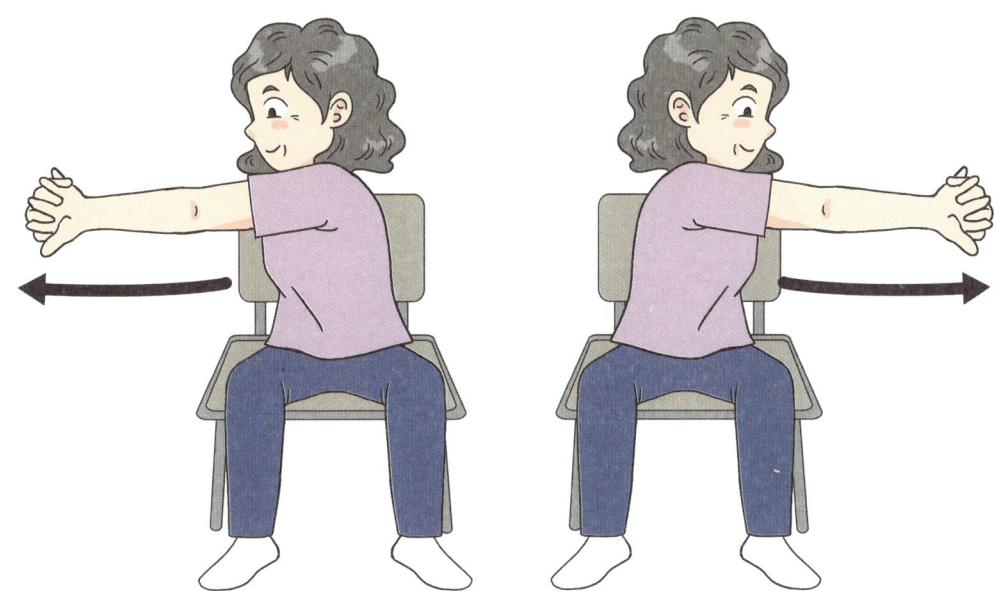

❺ **어깨 운동**

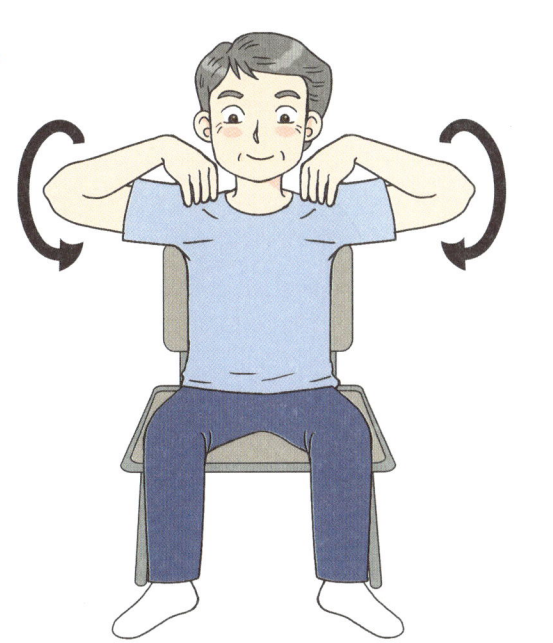
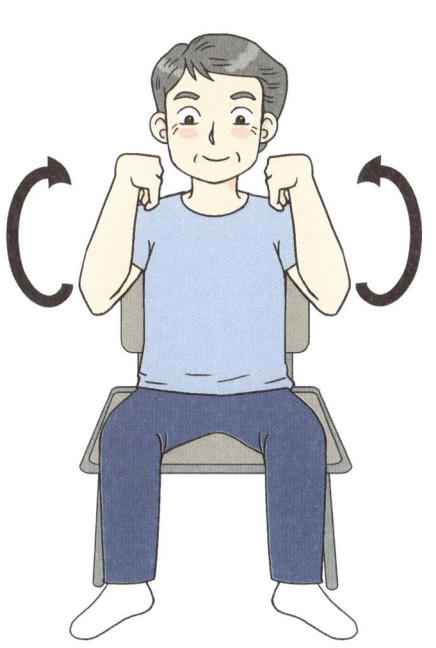

❻ **목 운동**

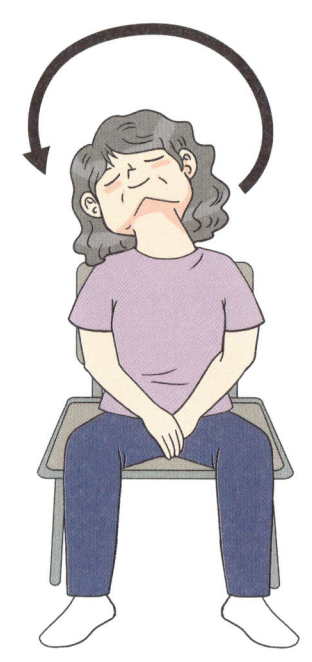 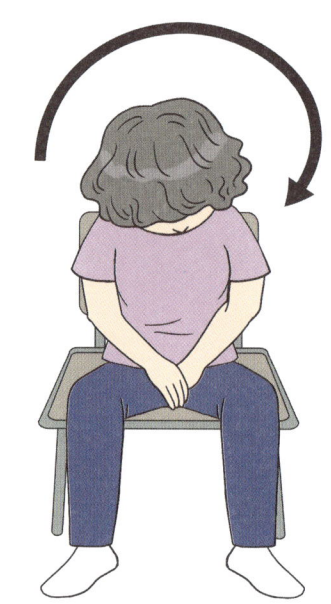

❼ **발박수**

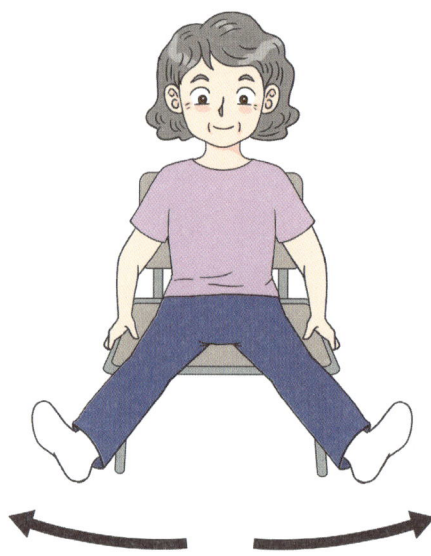 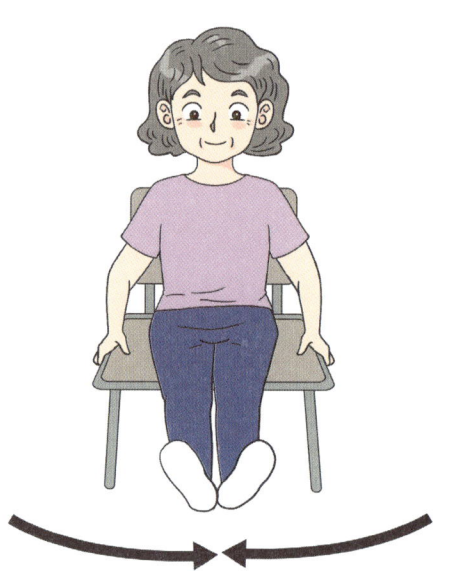

❽ **배치기**

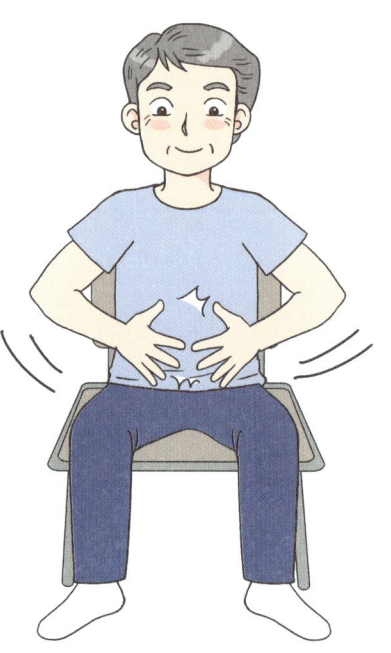

❾ **기지개 켜기**

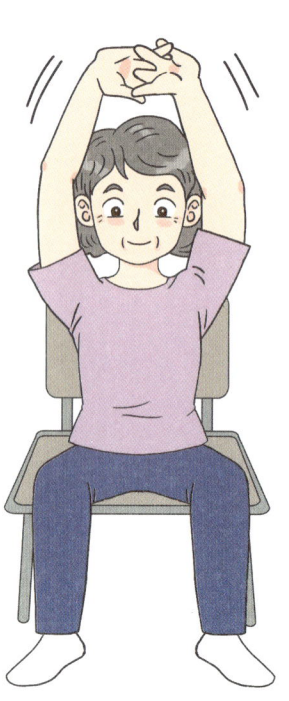

❿ **발장구치기**

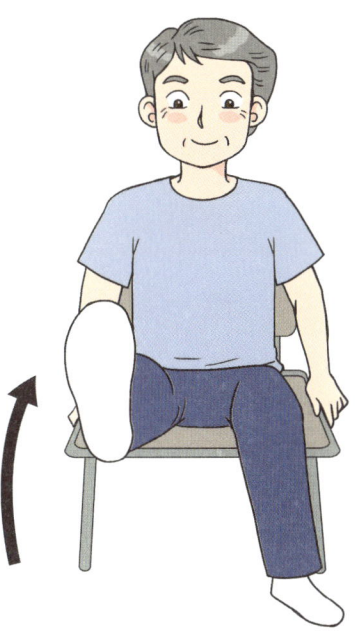 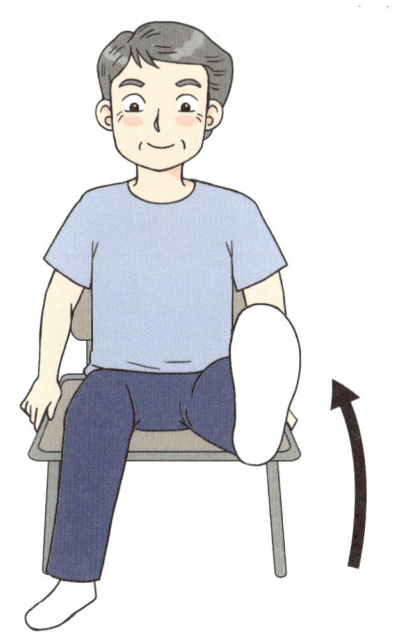

⓫ **손가락 운동**

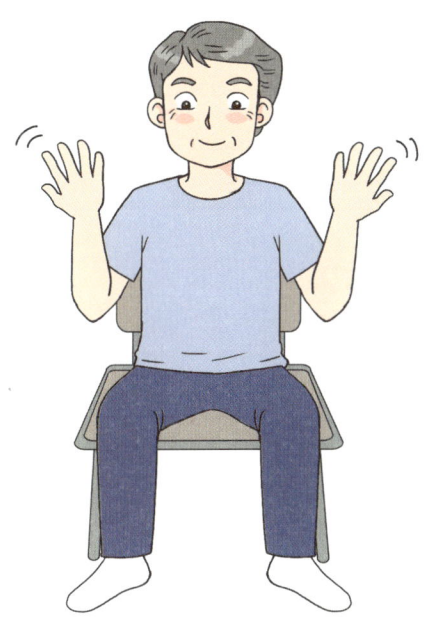 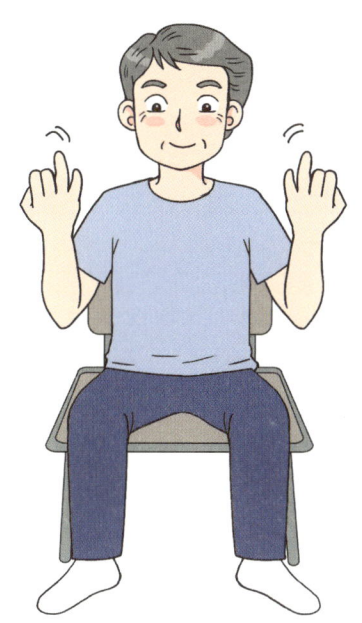

⓬ **숨쉬기 운동**

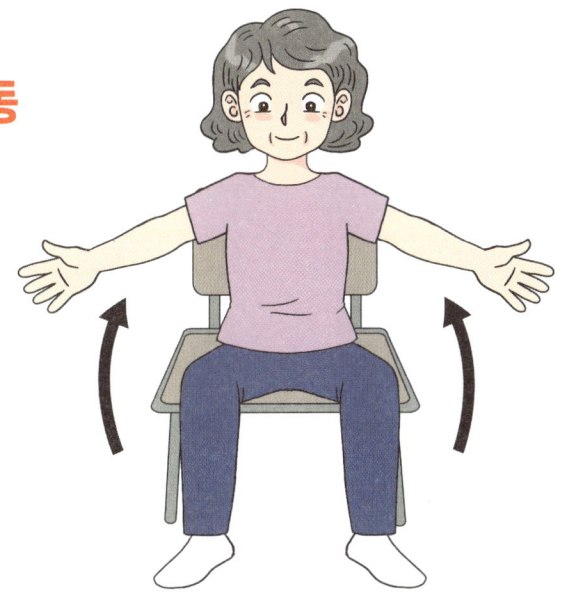 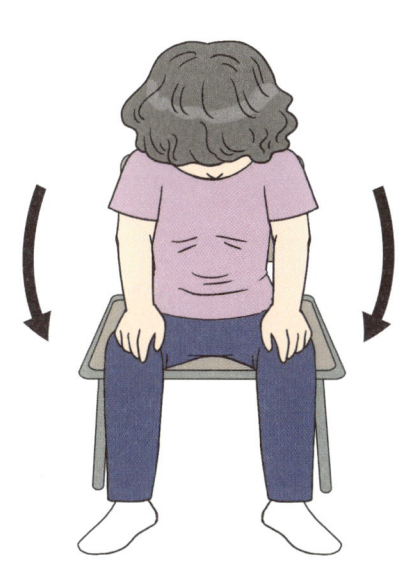

01 회

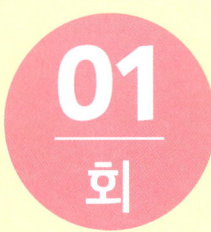

어린 시절 친구들과 함께하던 무궁화 꽃이 피었습니다 놀이입니다. 숨은 그림 8개를 찾아 보세요.

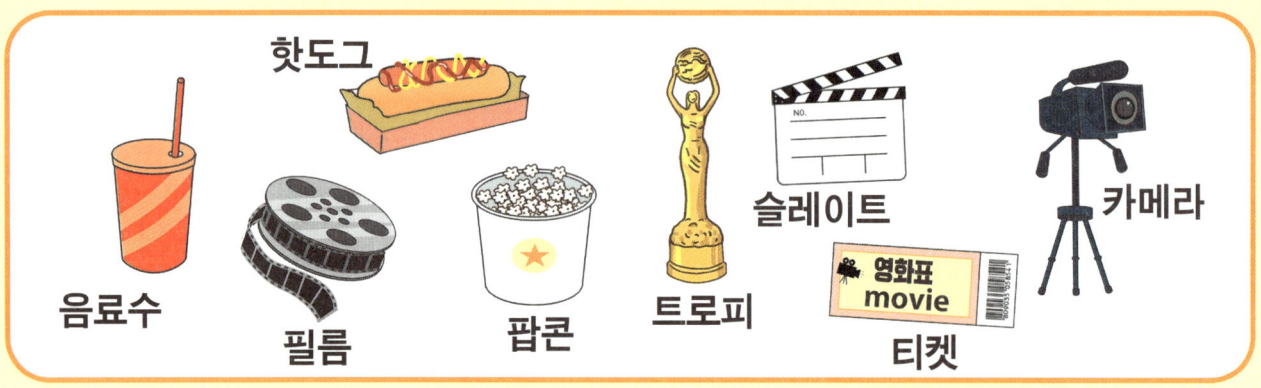

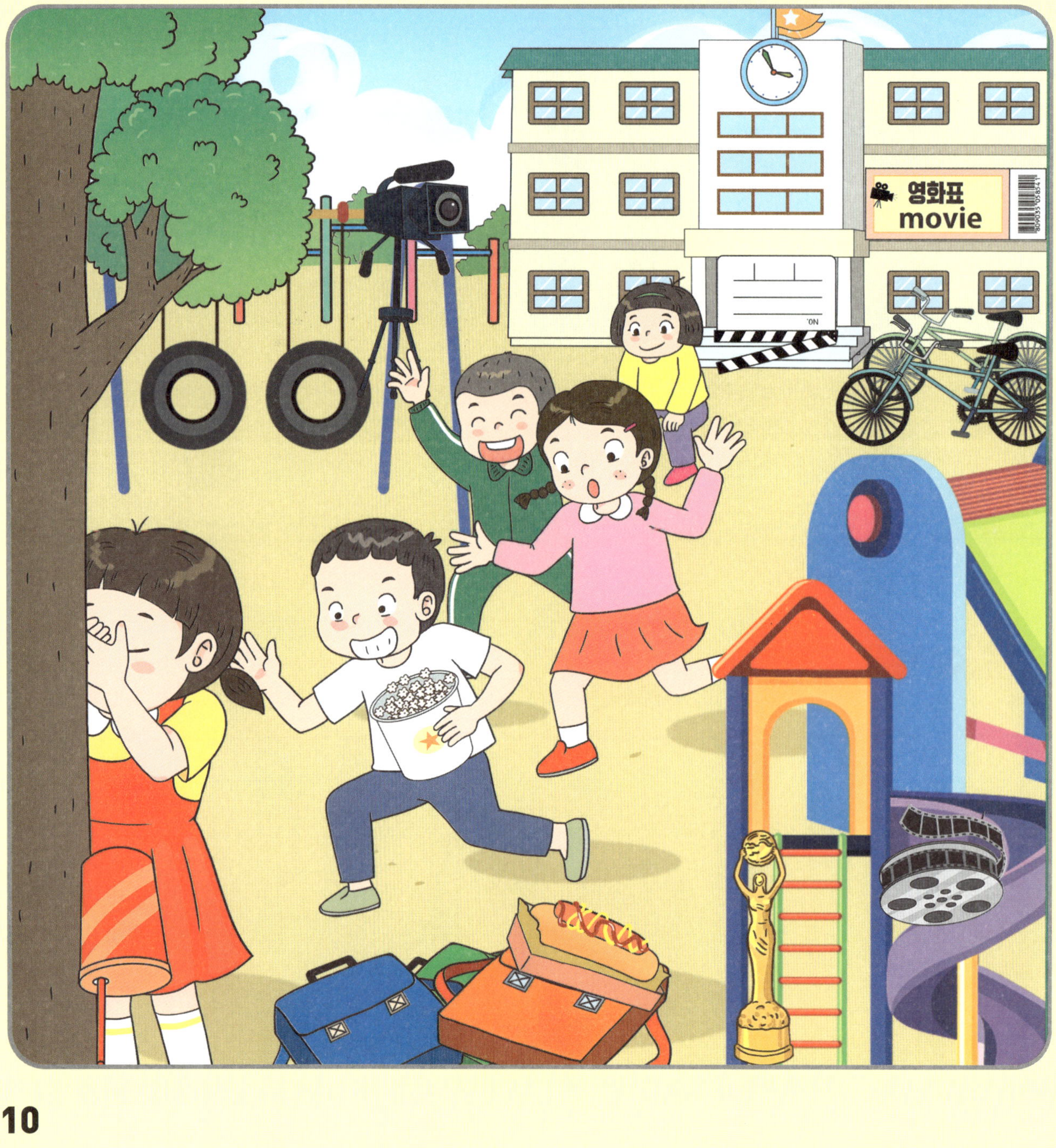

◆ 버섯갓의 색과 색이름이 일치하는 것(10개)을 골라 동그라미 쳐 보세요.

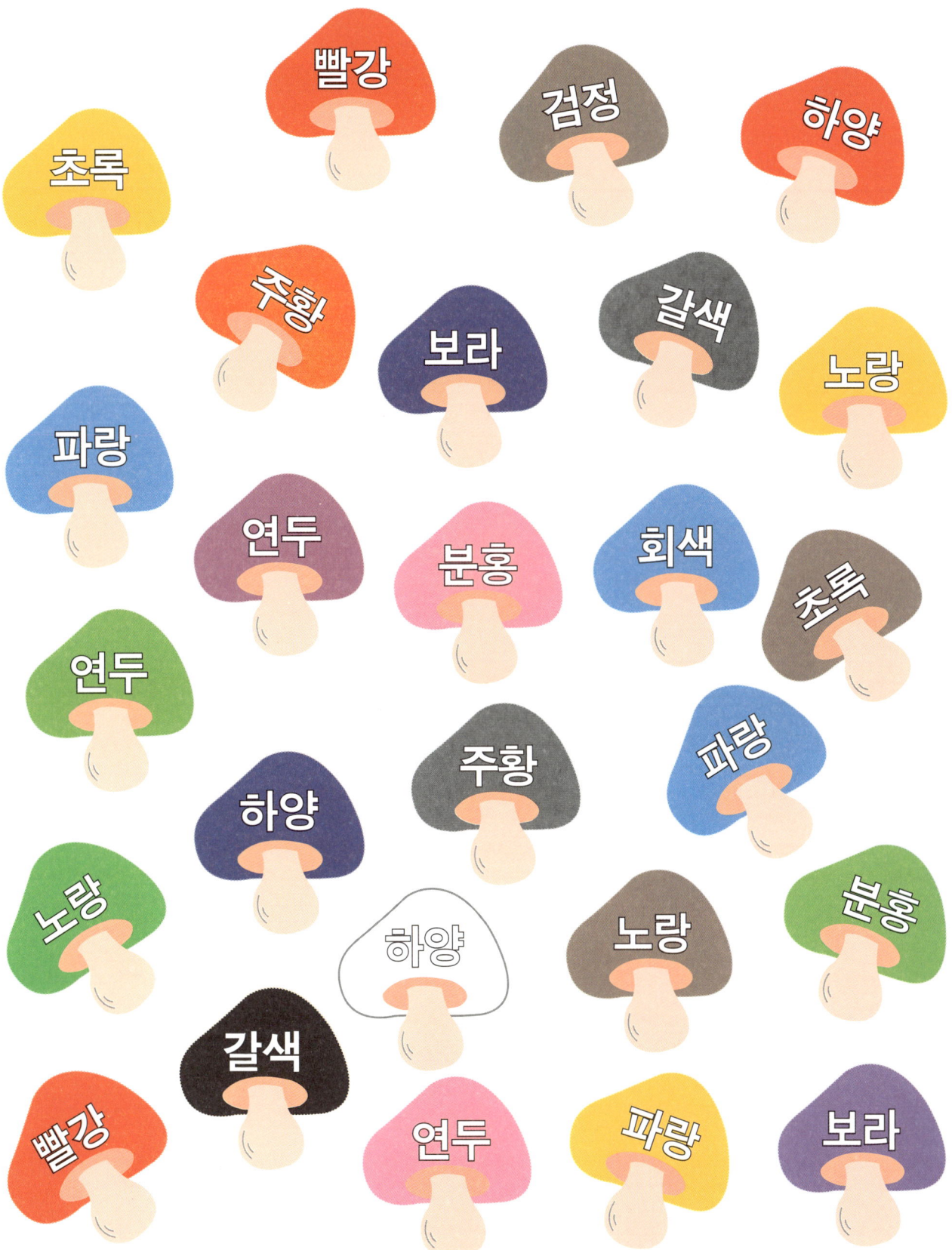

◈ 좌우가 바뀐 한글을 바르게 다시 써 주세요.

1. 명원회 →

2. 스케치크 →

3. 우주선 →

4. 호박오봄 →

5. 생일중치 →

6. 별자리 →

7. 플러스터키 →

8. 수학중콩 →

◆ 1번(🔴) 부터 48번(🔵)까지 순서대로 점을 이어 그림을 완성해 보세요.

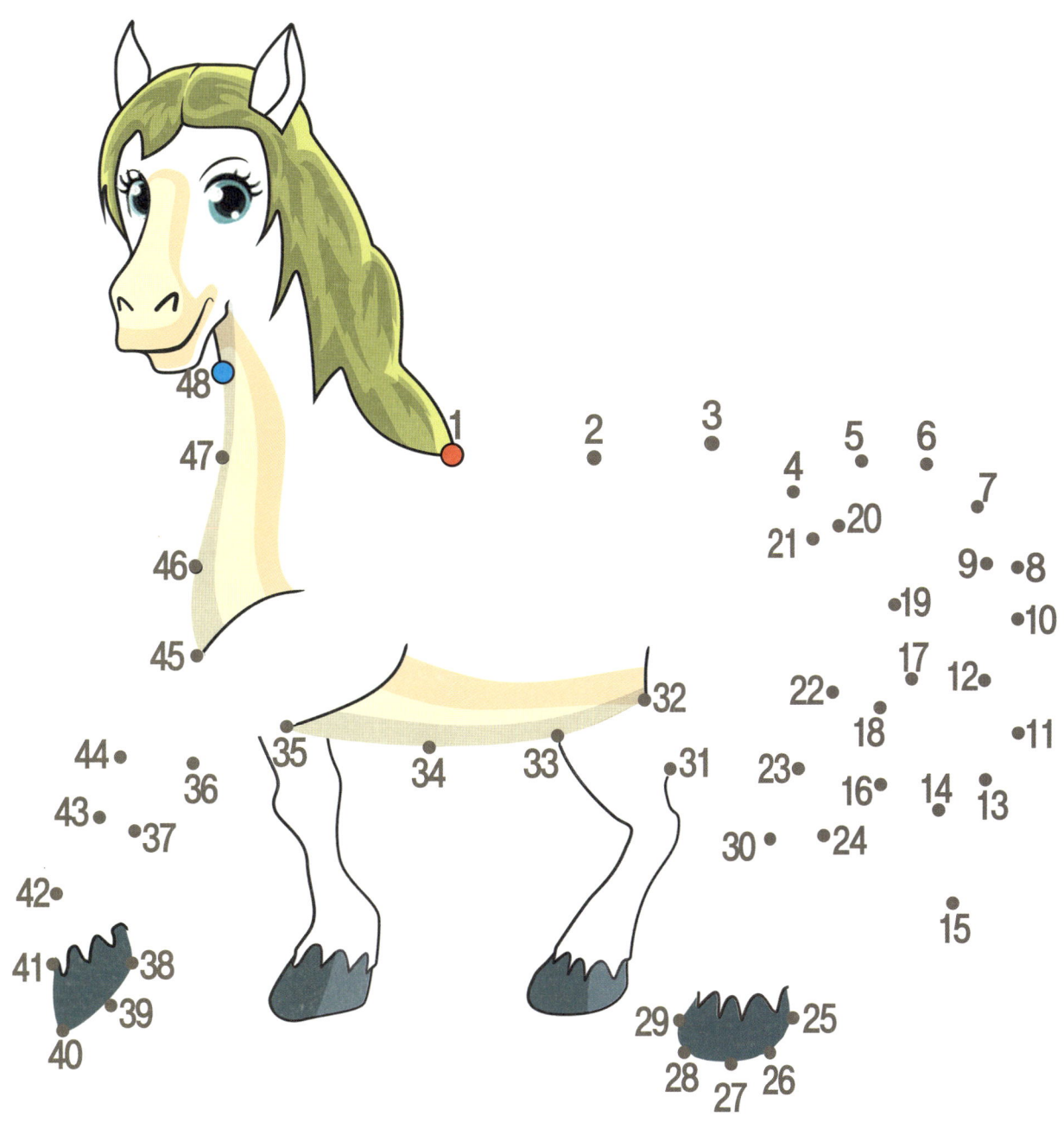

01 회	오늘의 기록		정답은 92쪽에 있습니다.

오늘 날짜	매일 3분 운동을 했나요?(6~9쪽)	틀린 문제 확인했나요?	내 사인
년 월 일			

02회

빈칸에 적힌 숫자를 보고, 책의 뒤에서 같은 숫자가 적힌 색깔과 도형의 스티커를 찾은 다음 위치에 붙여 주면 그림이 완성됩니다.

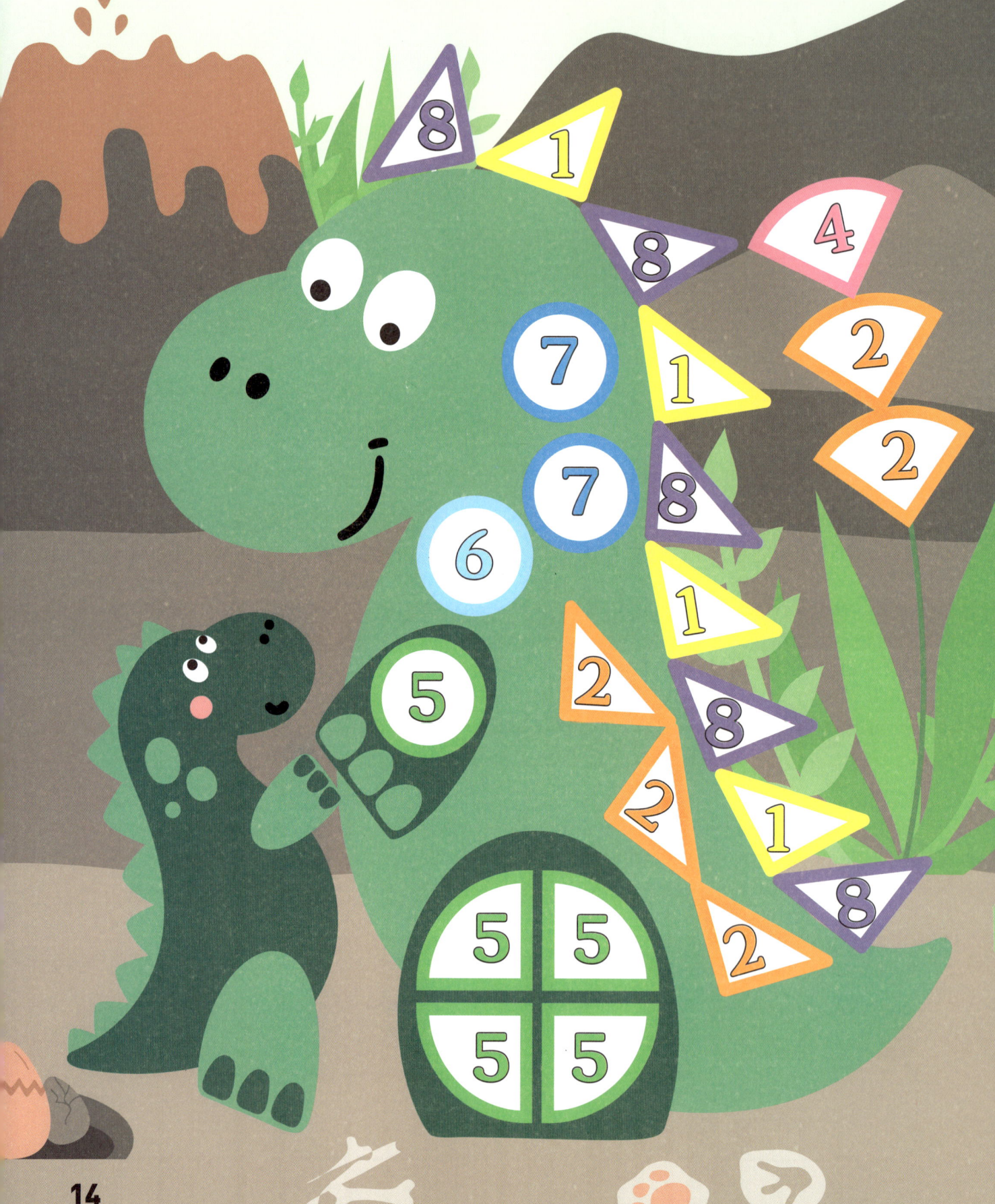

◆ 이중섭의 '물고기와 게와 어린이'입니다. 서로 다른 그림 **5**곳을 찾아주세요.

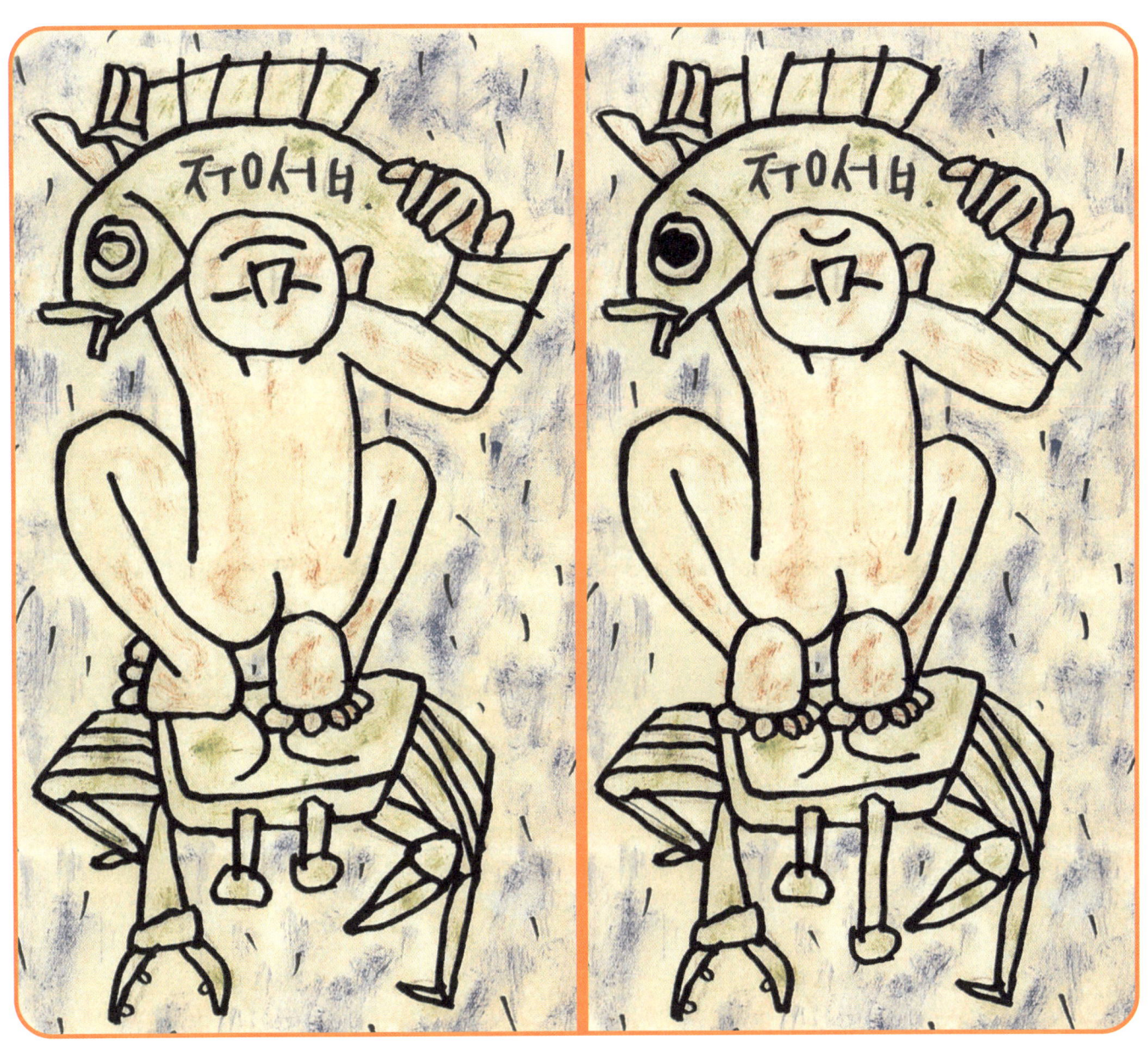

◆ 빈칸에 알맞은 숫자와 사칙 연산 기호(+, −, ×, ÷)를 넣어 보세요.

◈ <보기>와 같은 그림을 찾아 보세요. (   )

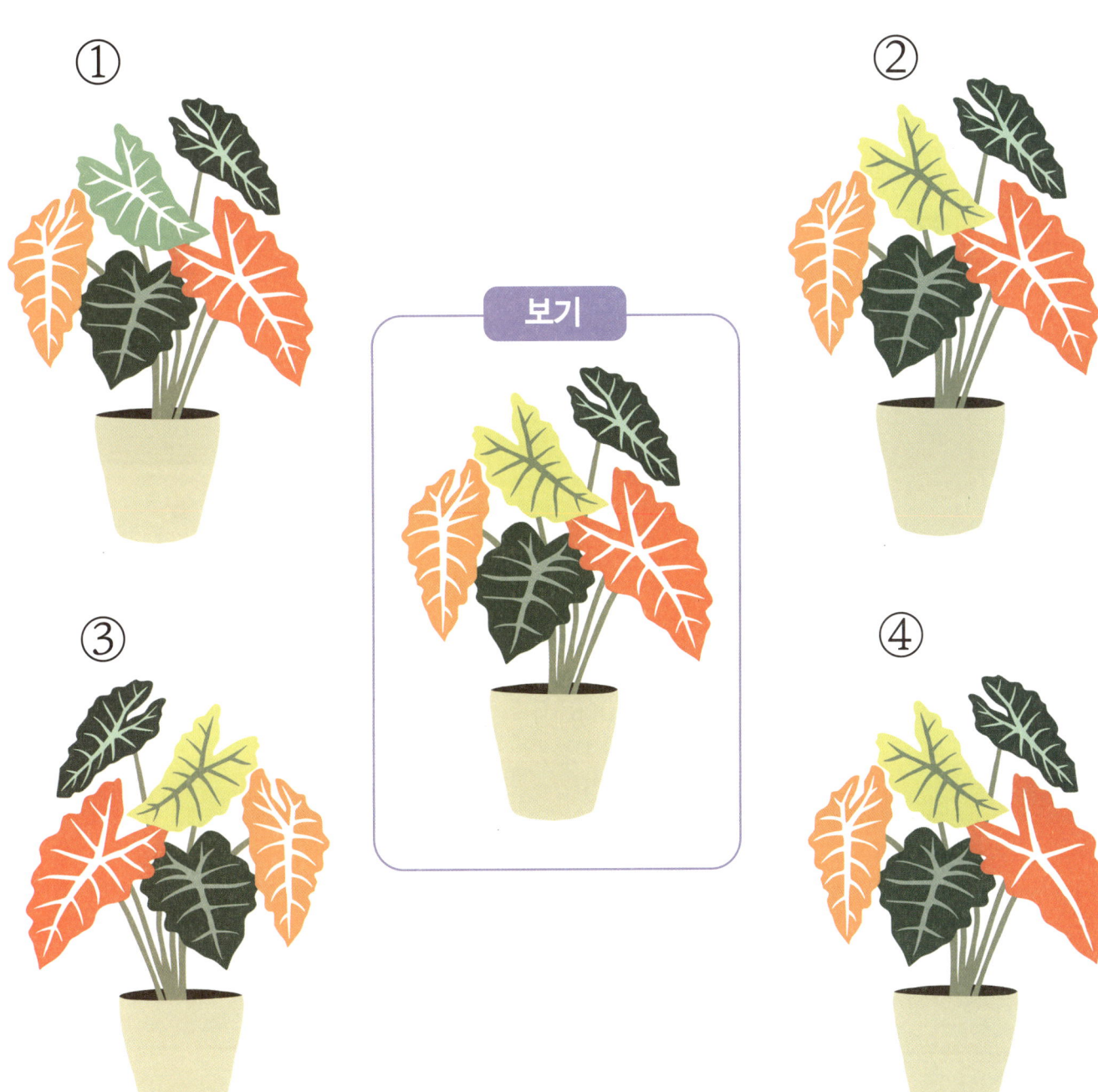

| 02회 | 오늘의 기록 | | | 정답은 93쪽에 있습니다. |

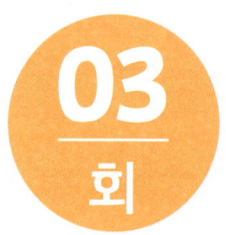

03회

친구들의 등에 뛰어올라 타고 놀던 **말뚝박기**입니다. 숨은 그림 **8**개를 찾아 보세요.

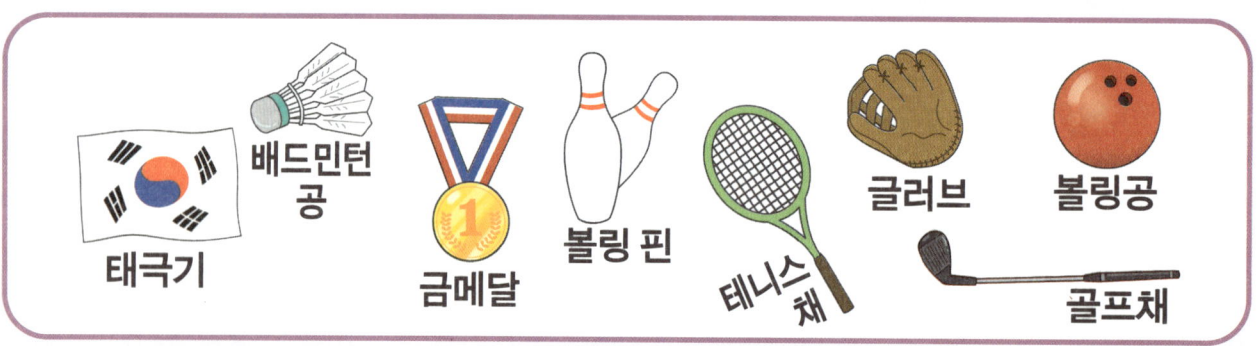

태극기, 배드민턴 공, 금메달, 볼링 핀, 테니스채, 글러브, 볼링공, 골프채

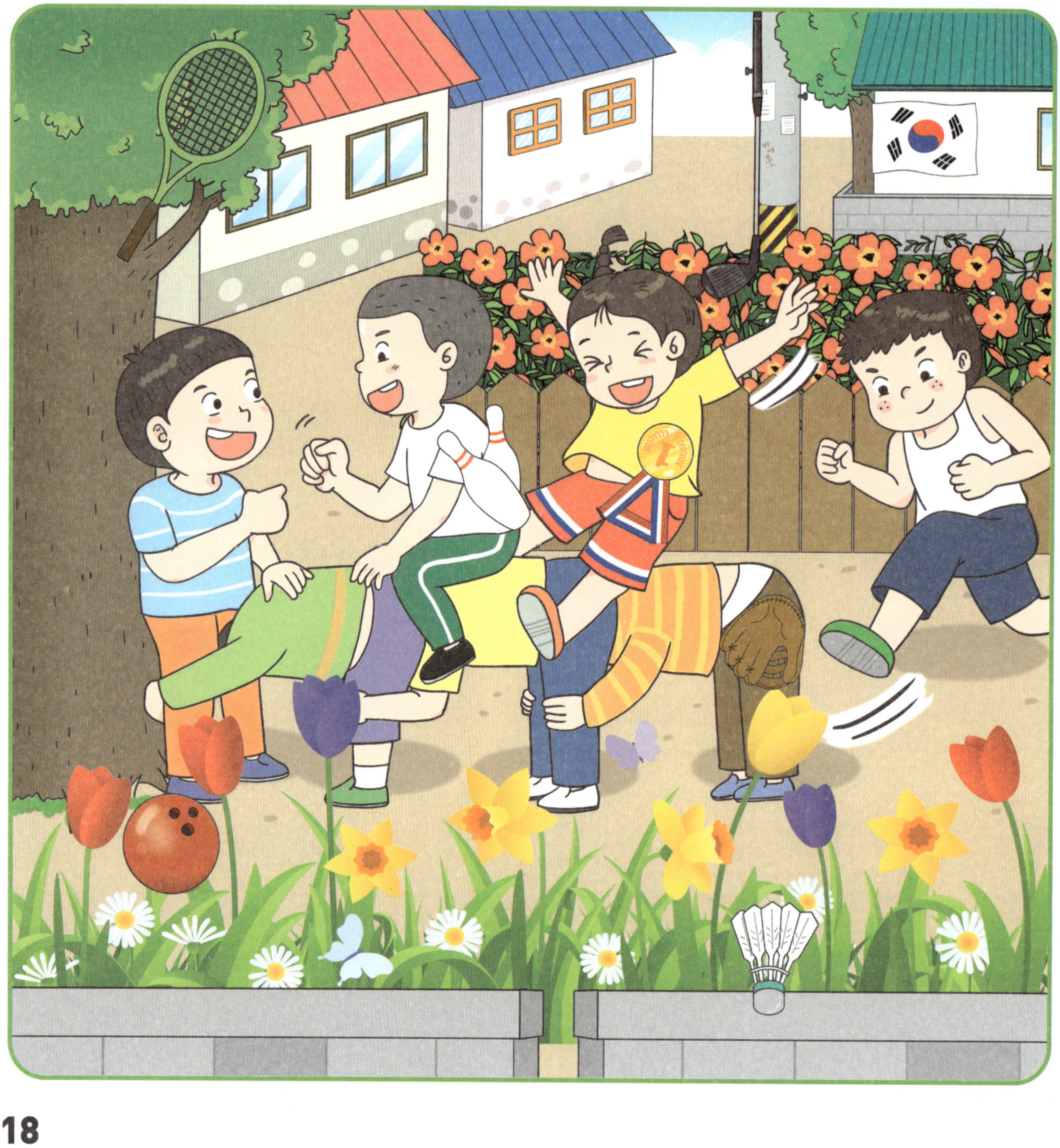

◈ 빈칸에 알맞은 그림 조각을 찾아 번호를 적어 주세요.

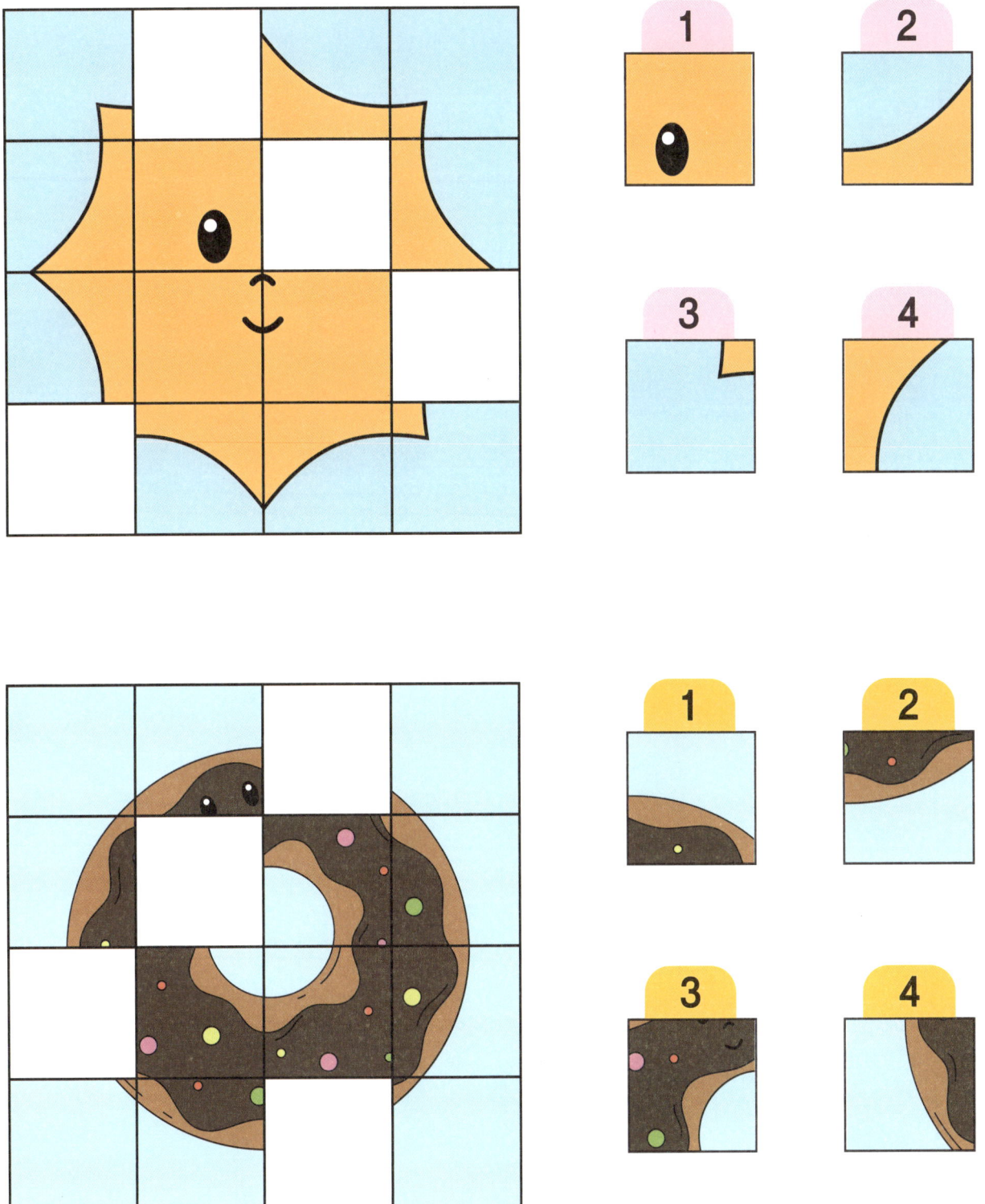

◈ 끝말잇기 놀이를 해 보세요.

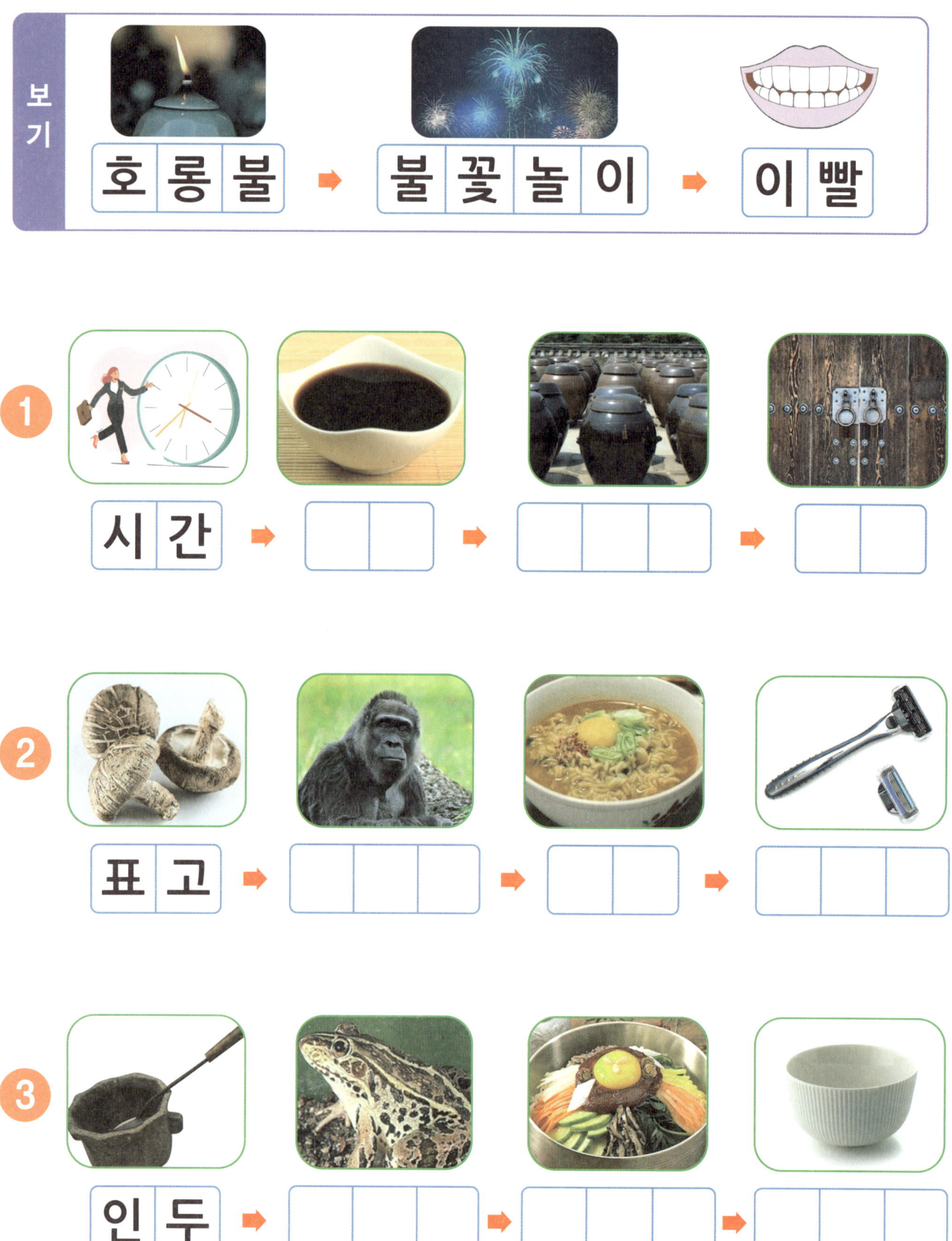

◆ 집중력 강화 시간입니다. 같은 숫자의 색으로 칠해 주세요.

1 2 3 4 5 6 7

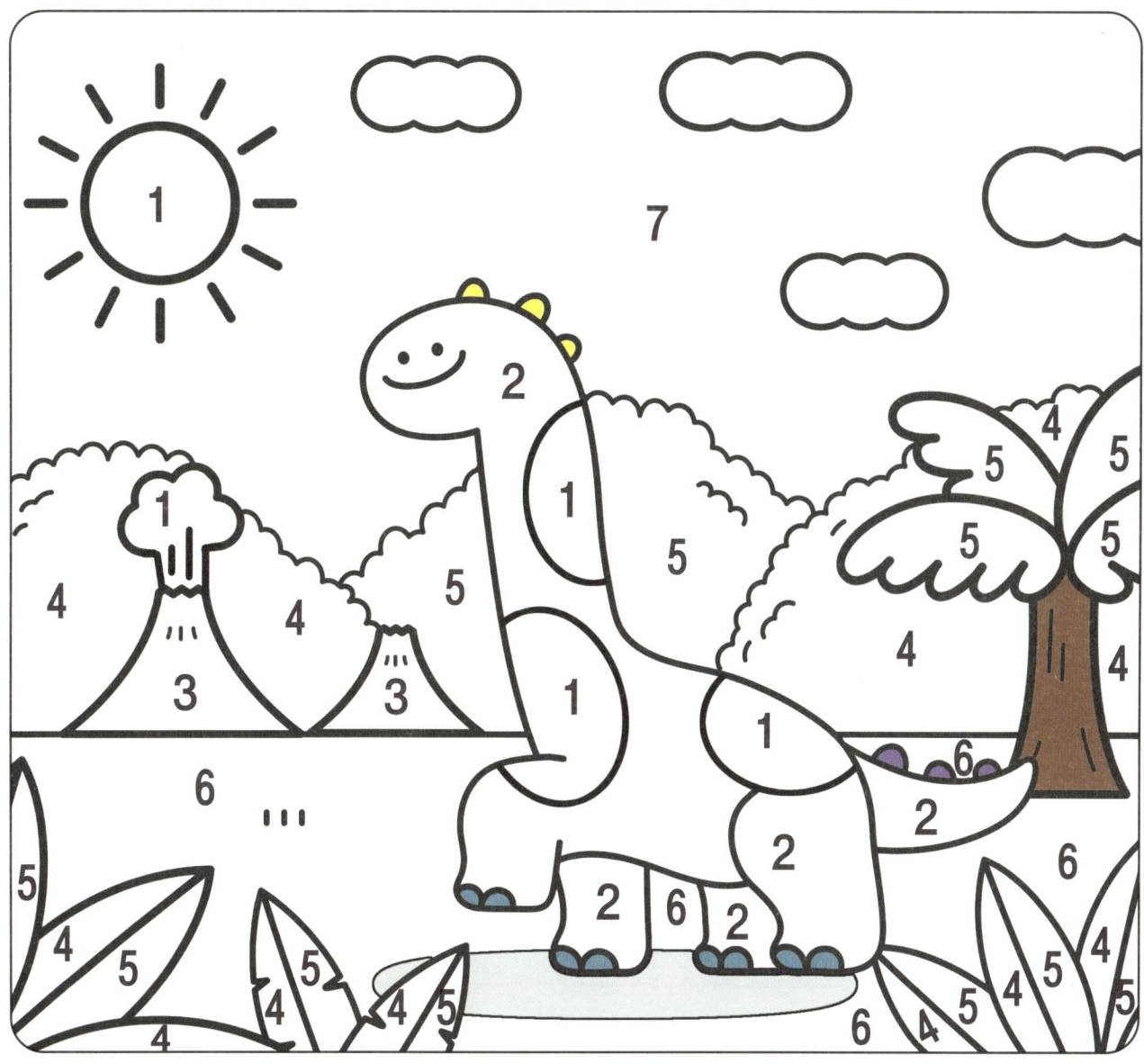

03회 오늘의 기록

정답은 94쪽에 있습니다.

오늘 날짜	매일 3분 운동을 했나요?(6~9쪽)	틀린 문제 확인했나요?	내 사인
년 월 일			

04회

빈칸에 적힌 숫자를 보고, 책의 뒤에서 같은 숫자가 적힌 색깔과 도형의 스티커를 찾은 다음 위치에 붙여 주면 그림이 완성됩니다.

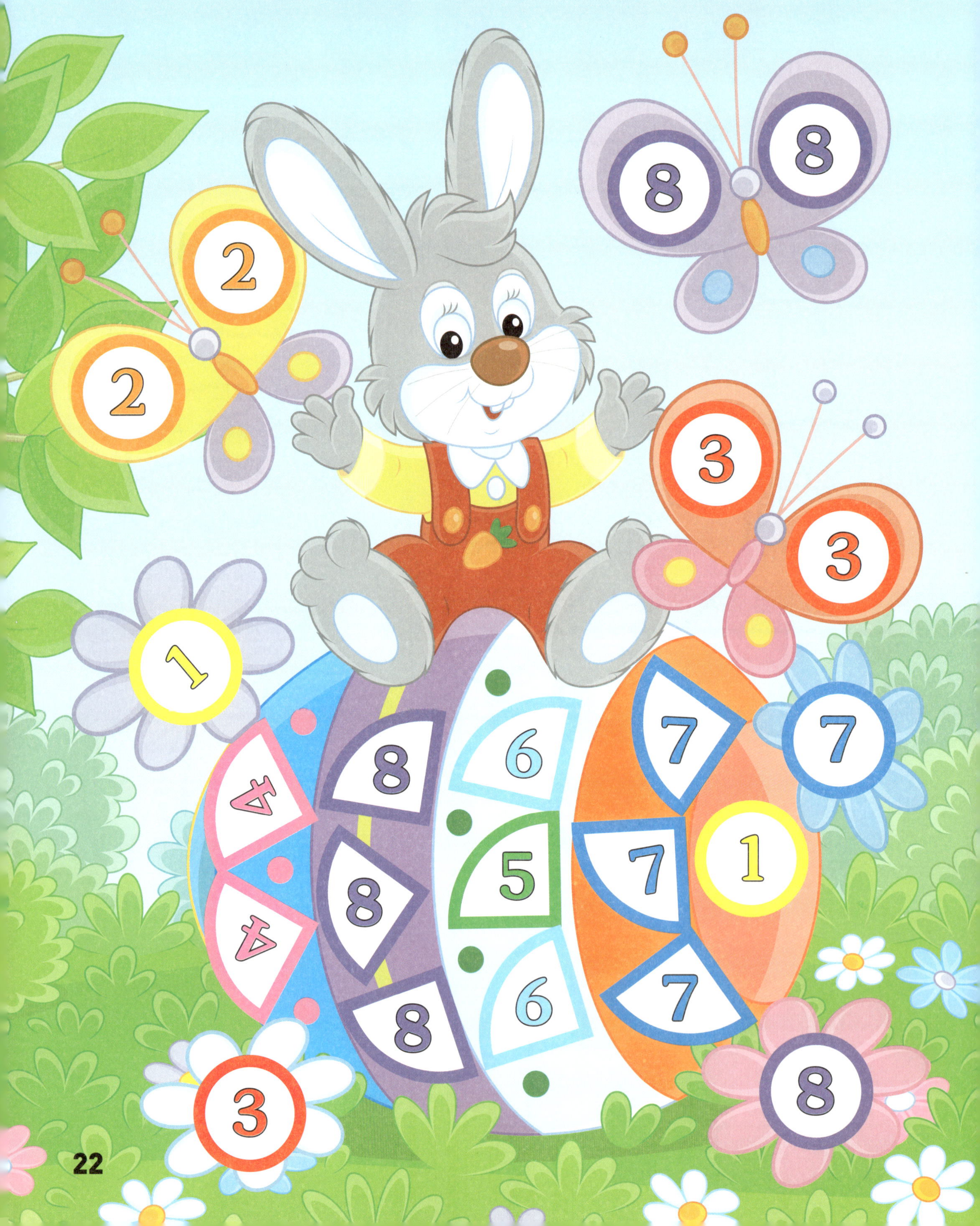

◆ 10, 20, 30, 40, 50, 60, 70, 80, 90, 100의 숫자(10개)를 찾아 색칠하세요.

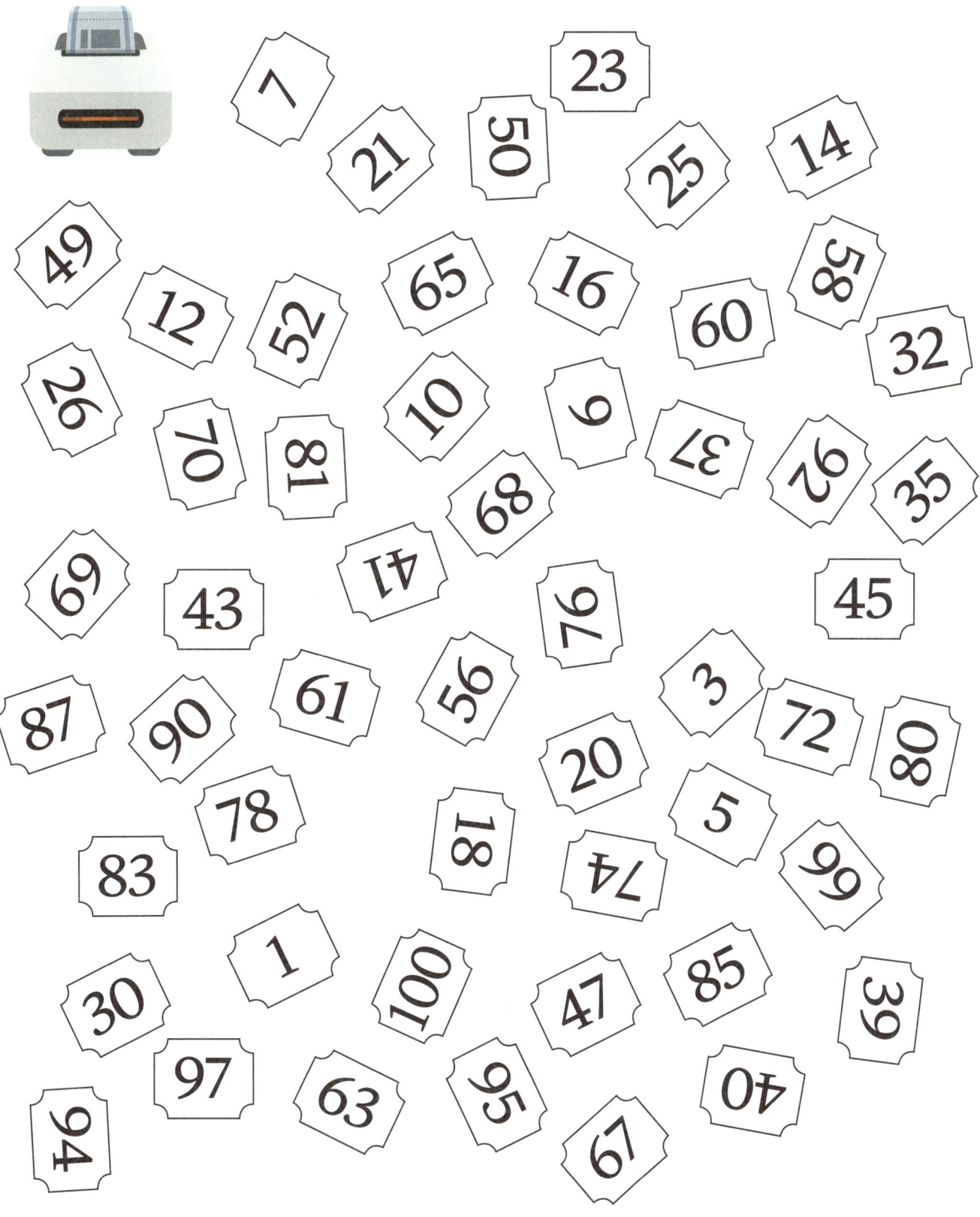

◈ 윤동주의 「눈」을 소리 내어 읽고 천천히 따라 써 보세요.

지난밤에
눈이 소오복이 왔네

지붕이랑
길이랑 밭이랑
추워한다고
덮어 주는 이불인가 봐

그러기에
추운 겨울에만 나리지

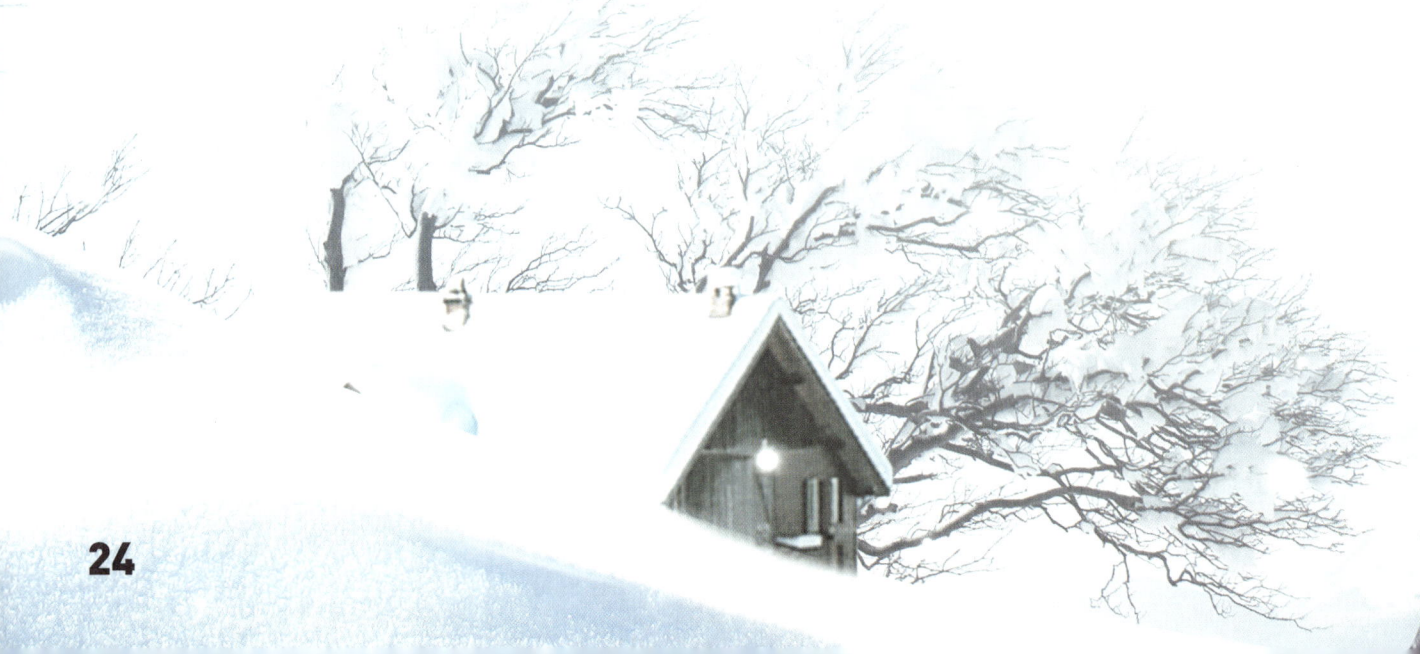

04회 오늘의 기록

정답은 95쪽에 있습니다.

오늘 날짜	매일 3분 운동을 했나요?(6~9쪽)	틀린 문제 확인했나요?	내 사인
년 월 일			

05회 마당에서 친구들과 놀던 구슬치기입니다. 숨은 그림 8개를 찾아 보세요.

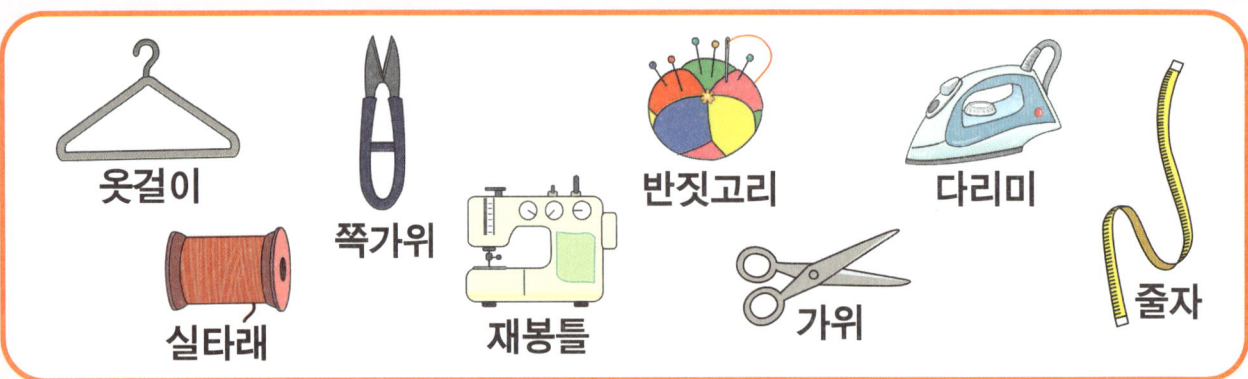

옷걸이, 쪽가위, 반짇고리, 다리미, 실타래, 재봉틀, 가위, 줄자

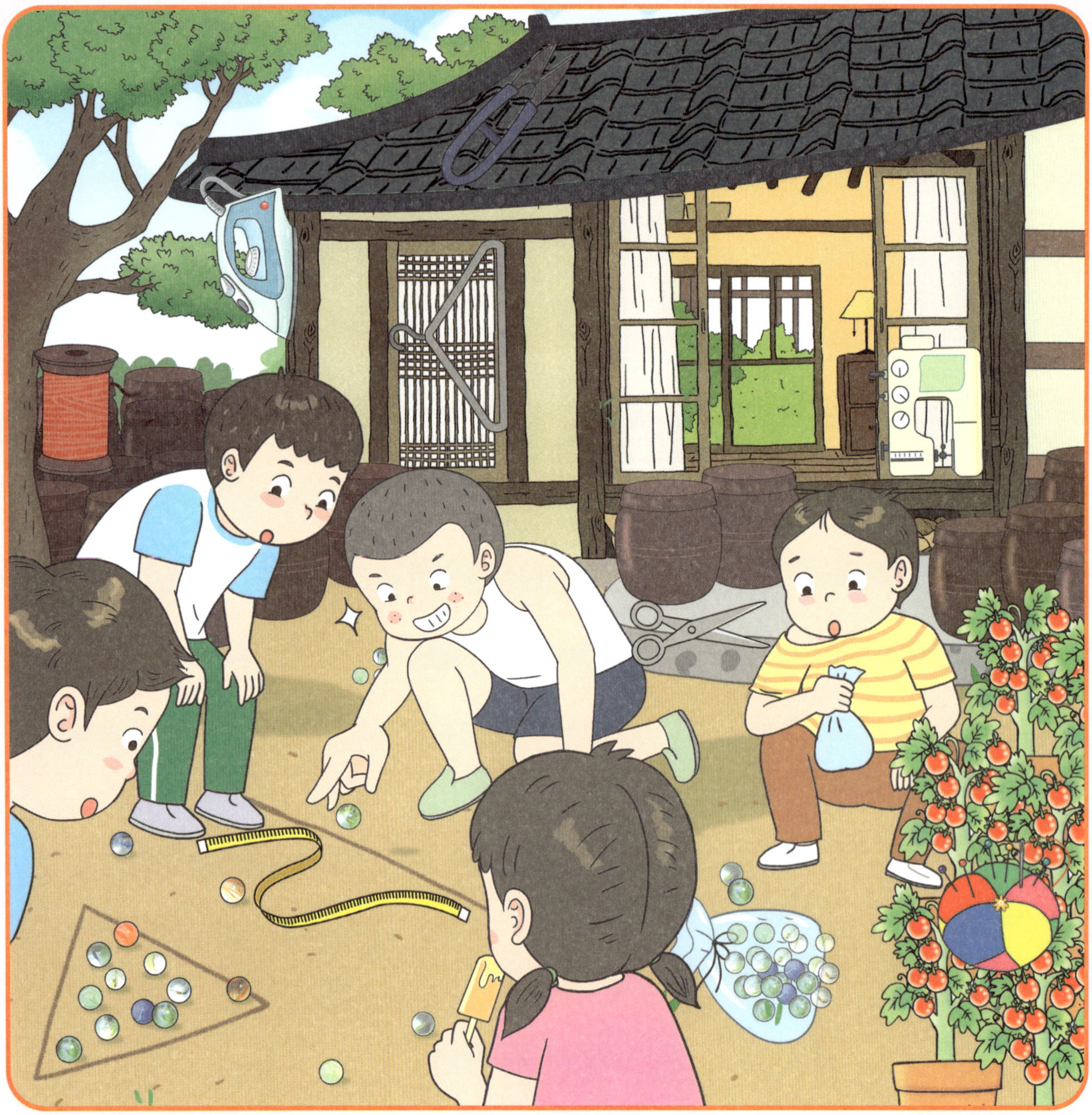

◈ 점선의 글자를 따라 쓴 후, 가로 열쇠의 뜻을 보고 가로로 답하고, 세로 열쇠의 뜻을 보고 세로로 답을 해 십자말을 풀어 보세요.

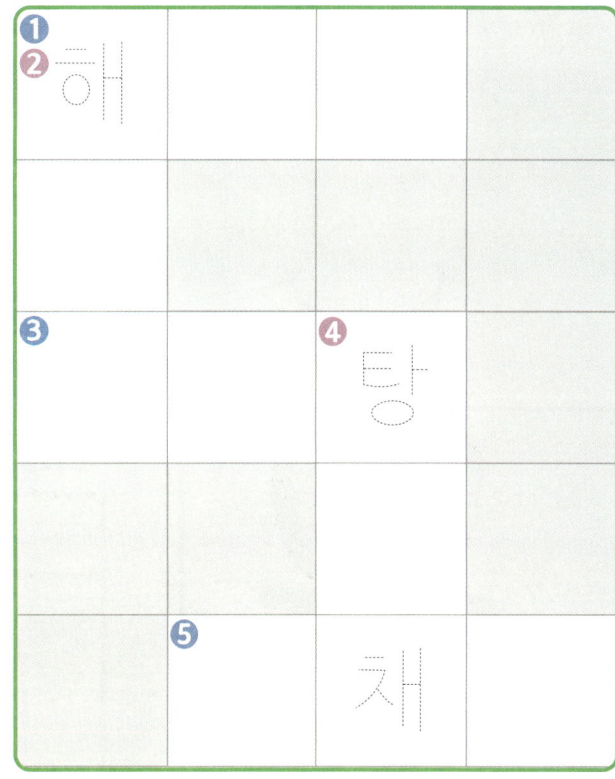

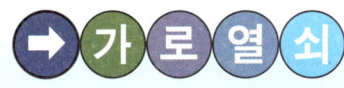

① 해가 막 솟아오르는 때, 또는 그런 현상(≒일출)
③ 대구를 넣고 끓인 국
⑤ 부채를 들고 추는 춤

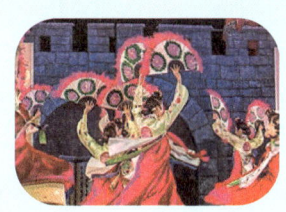

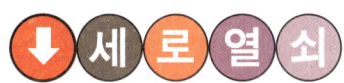

② 육지나 바다 어디에서도 싸울 수 있도록 조직·훈련된 부대. 특히 상륙 작전에 큰 역할을 수행한다.

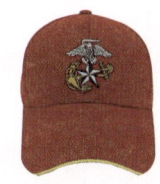

④ '묵청포'를 달리 이르는 말. 조선 영조 때에, 탕평책을 논하는 자리의 음식상에 처음 올랐다는 데서 유래한다.

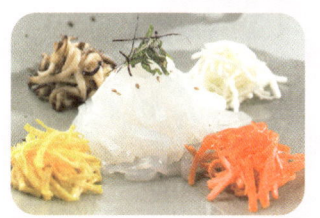

◆ 아빠 올빼미가 가족이 있는 곳으로 날아갑니다. 가는 도중에 장애물이 있으니 조심해서 길을 찾아 주세요.

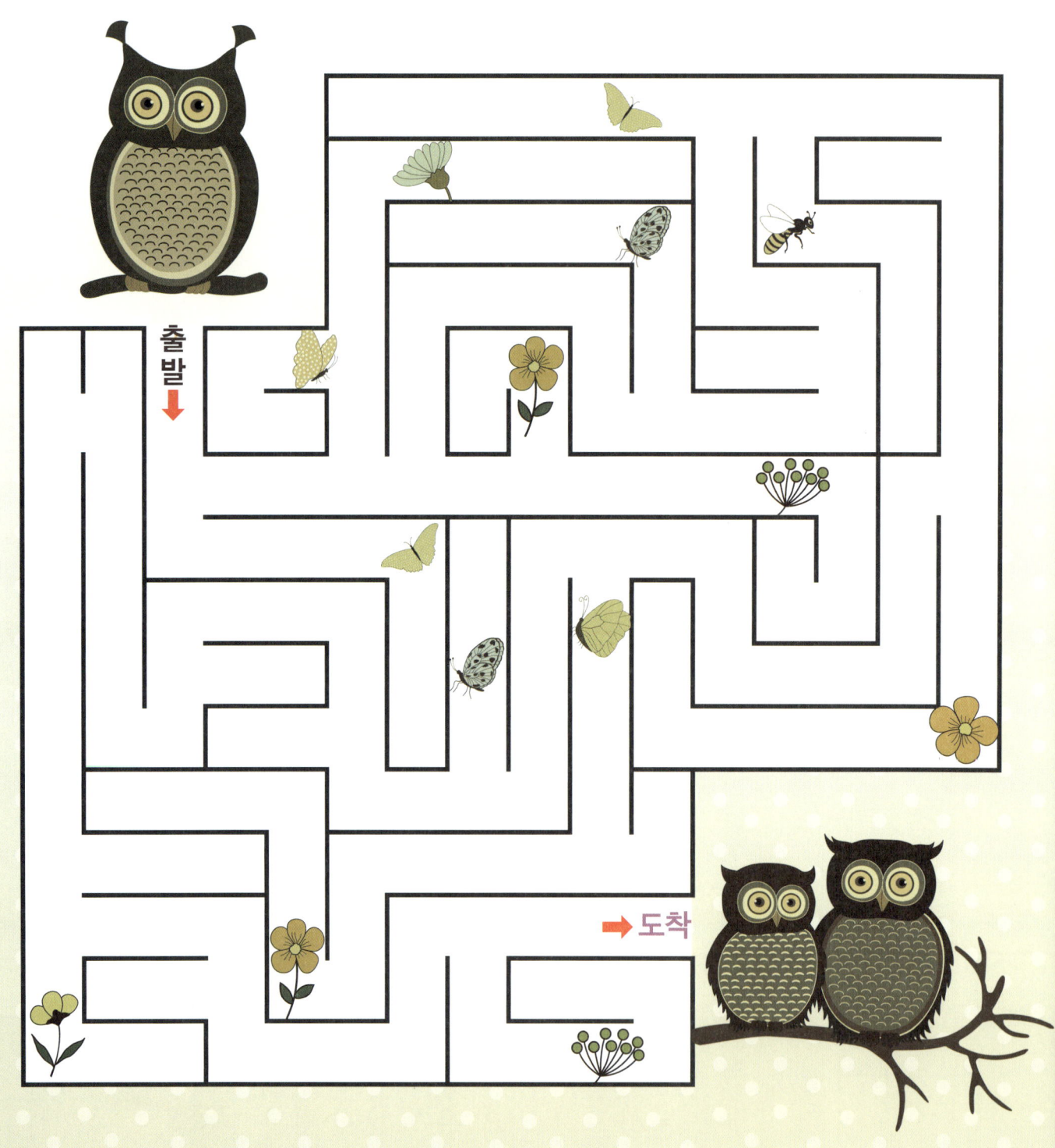

◆ 각 그림의 그림자를 연결해 주세요.

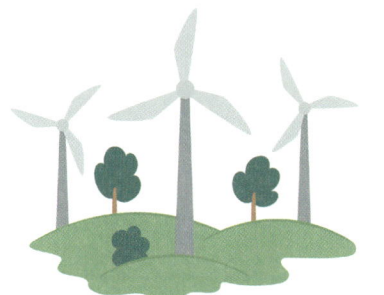
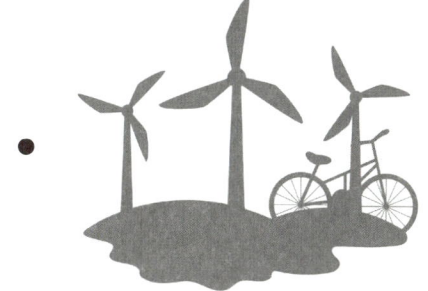

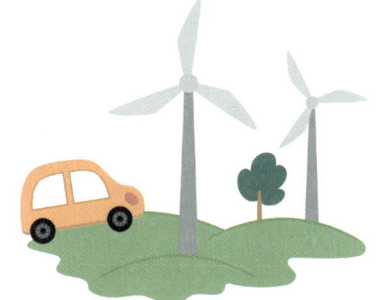
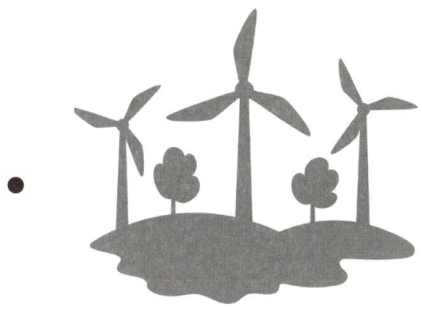

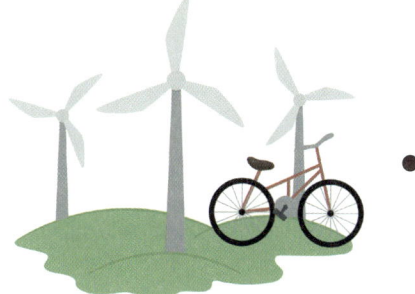
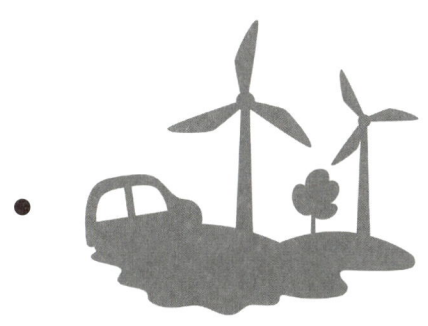

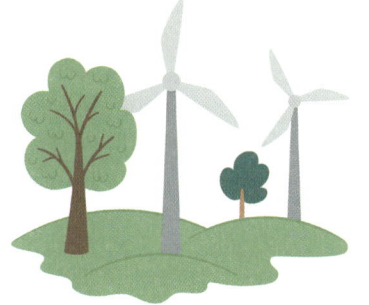
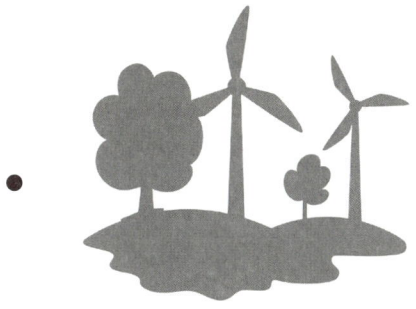

05 회	오늘의 기록		정답은 96쪽에 있습니다.	
오늘 날짜	매일 3분 운동을 했나요?(6~9쪽)	틀린 문제 확인했나요?	내 사인
년 월 일			

06회

빈칸에 적힌 숫자를 보고, 책의 뒤에서 같은 숫자가 적힌 색깔과 도형의 스티커를 찾은 다음 위치에 붙여 주면 그림이 완성됩니다.

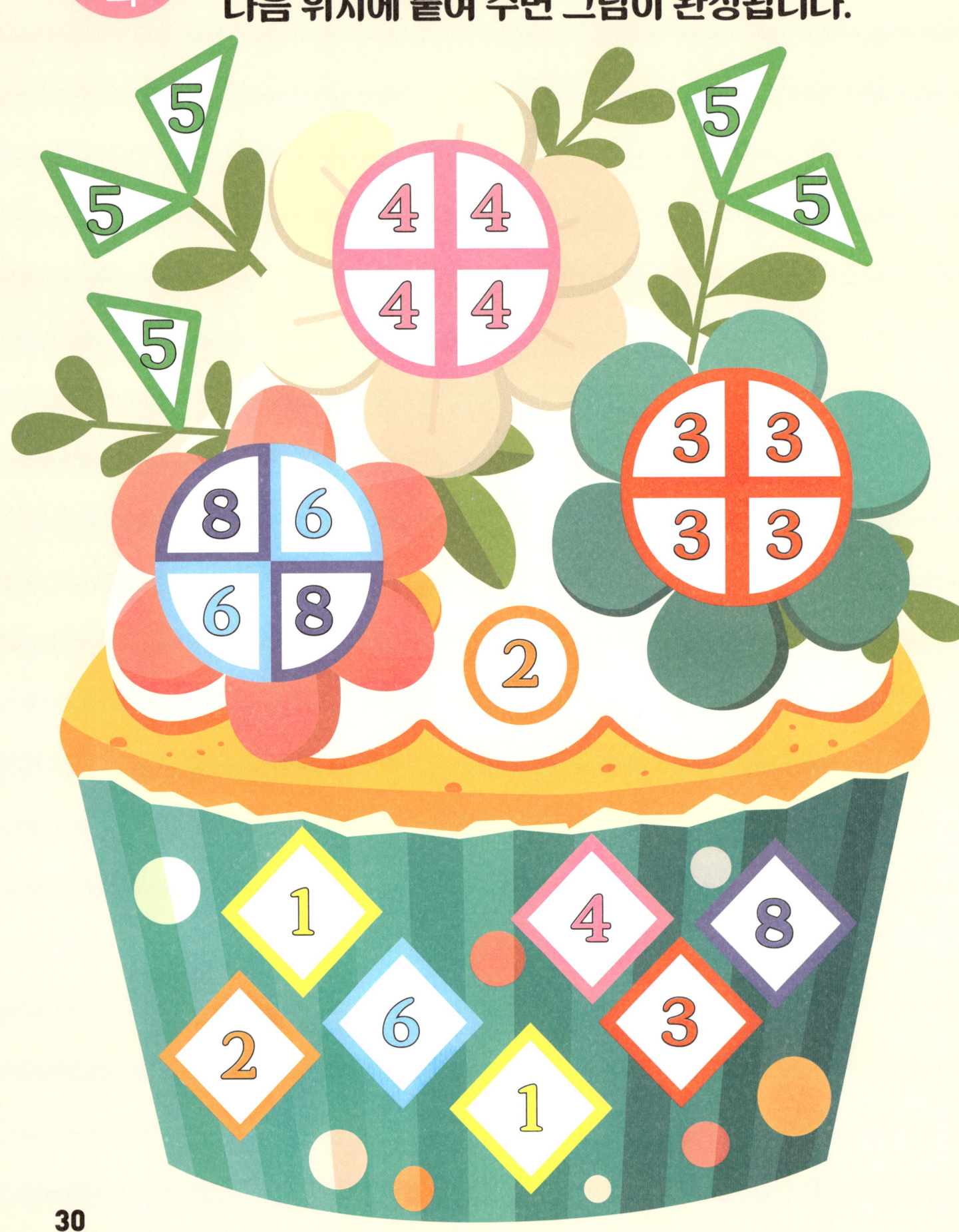

◈ 이중섭의 '봄의 어린이'입니다. 서로 다른 그림 **5**곳을 찾아 주세요.

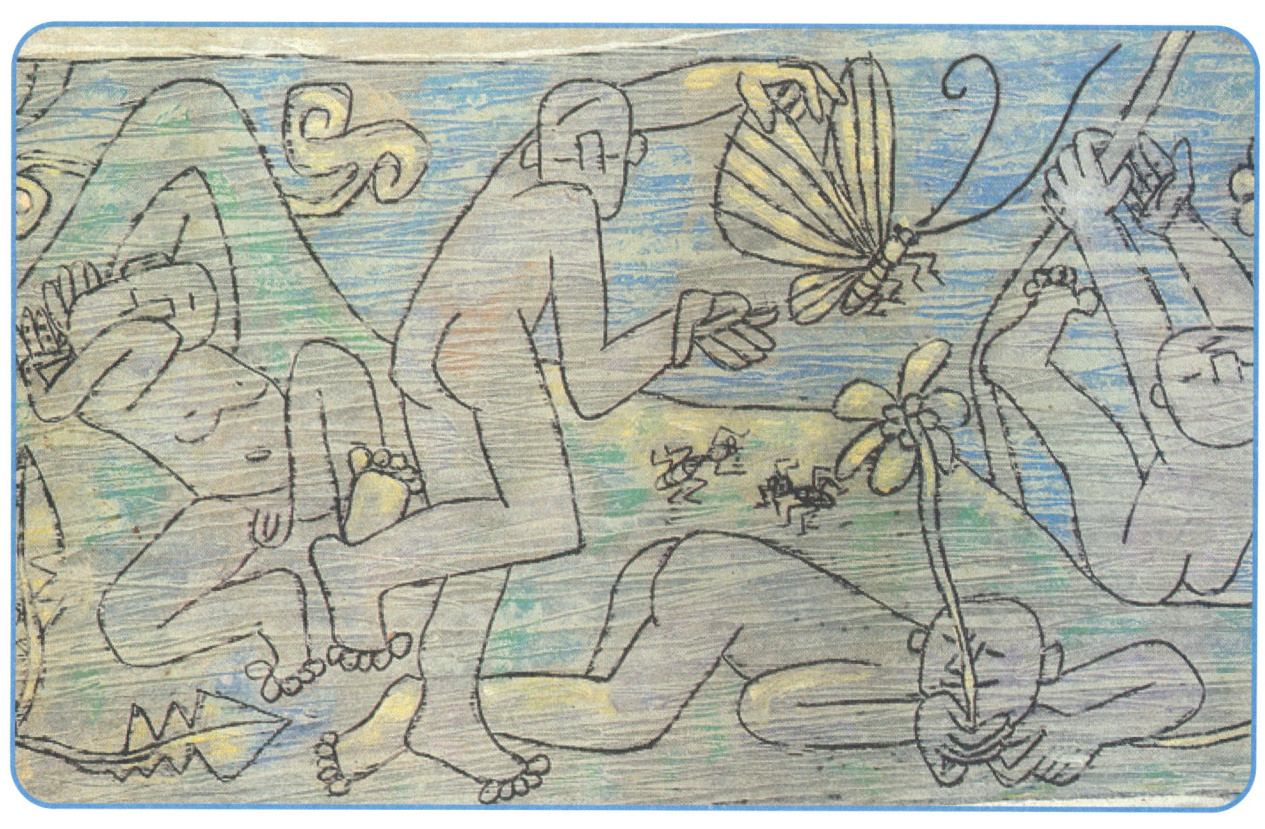

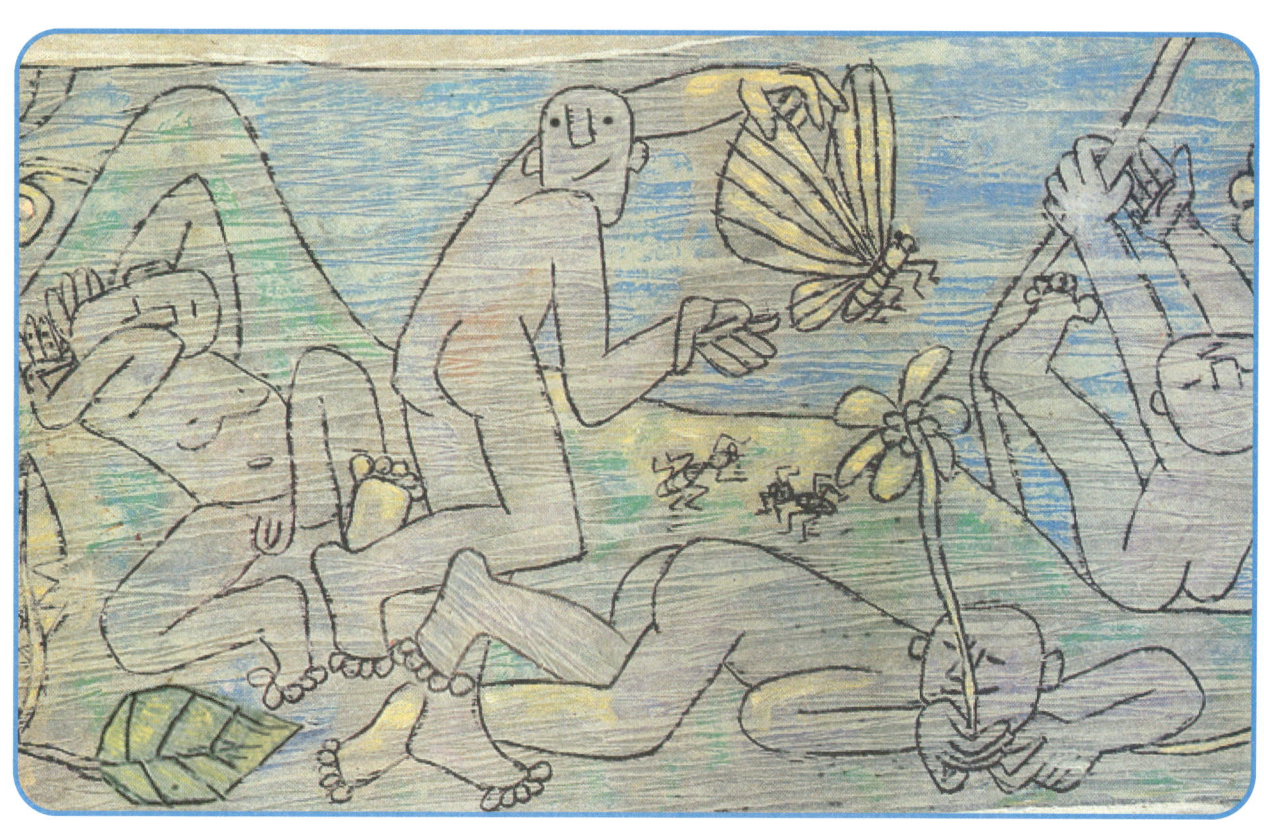

◆ 정류장에 버스가 도착할 때마다 사람들이 타고(+) 내립니다(−). 셈에 맞게 수를 완성하세요.

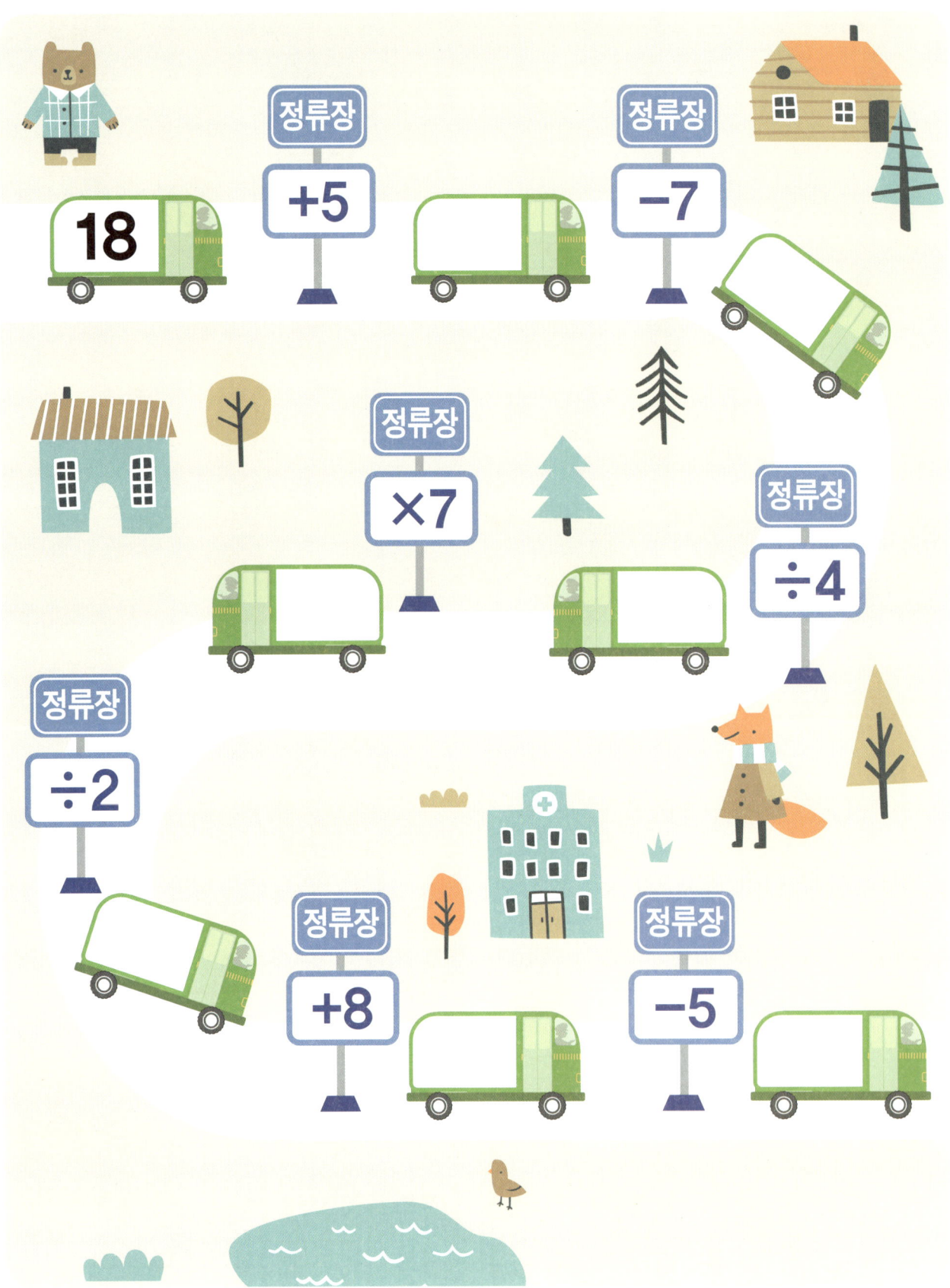

◈ 0부터 3씩 커지는 수를 이어지도록 따라가면서 네모 칸에 색칠해 주세요.

0	5	10	11	8	46
3	6	9	20	47	19
7	4	12	15	28	22
49	50	52	18	21	23
48	45	34	44	24	26
53	42	41	30	27	25
16	39	36	33	29	14

06회 오늘의 기록

정답은 97쪽에 있습니다.

오늘 날짜	매일 3분 운동을 했나요?(6~9쪽)	틀린 문제 확인했나요?	내 사인
년 월 일			

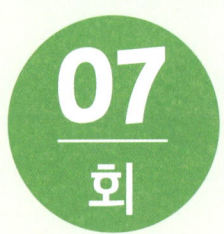

07 회

'꼭꼭 숨어라 머리카락 보일라' 하며 놀던 **숨바꼭질**입니다. 숨어 있는 다양한 모자 그림 **8**개를 찾아 보세요.

안전모
밀짚모자
마술사 모자
군인 헬멧(철모)
야구모자(운동모)
경찰 모자
소방관 모자
요리사 모자

우리동네 마트
잡화
쌀
과일
오시 맥주

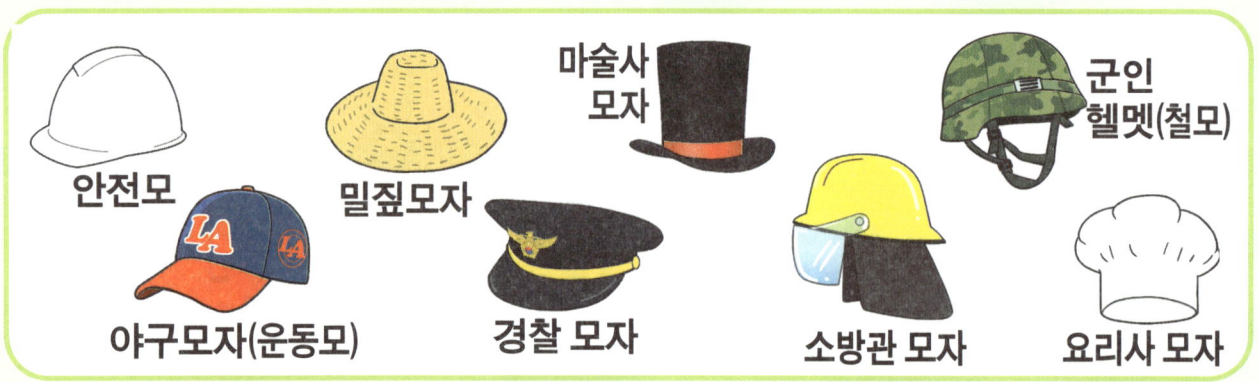

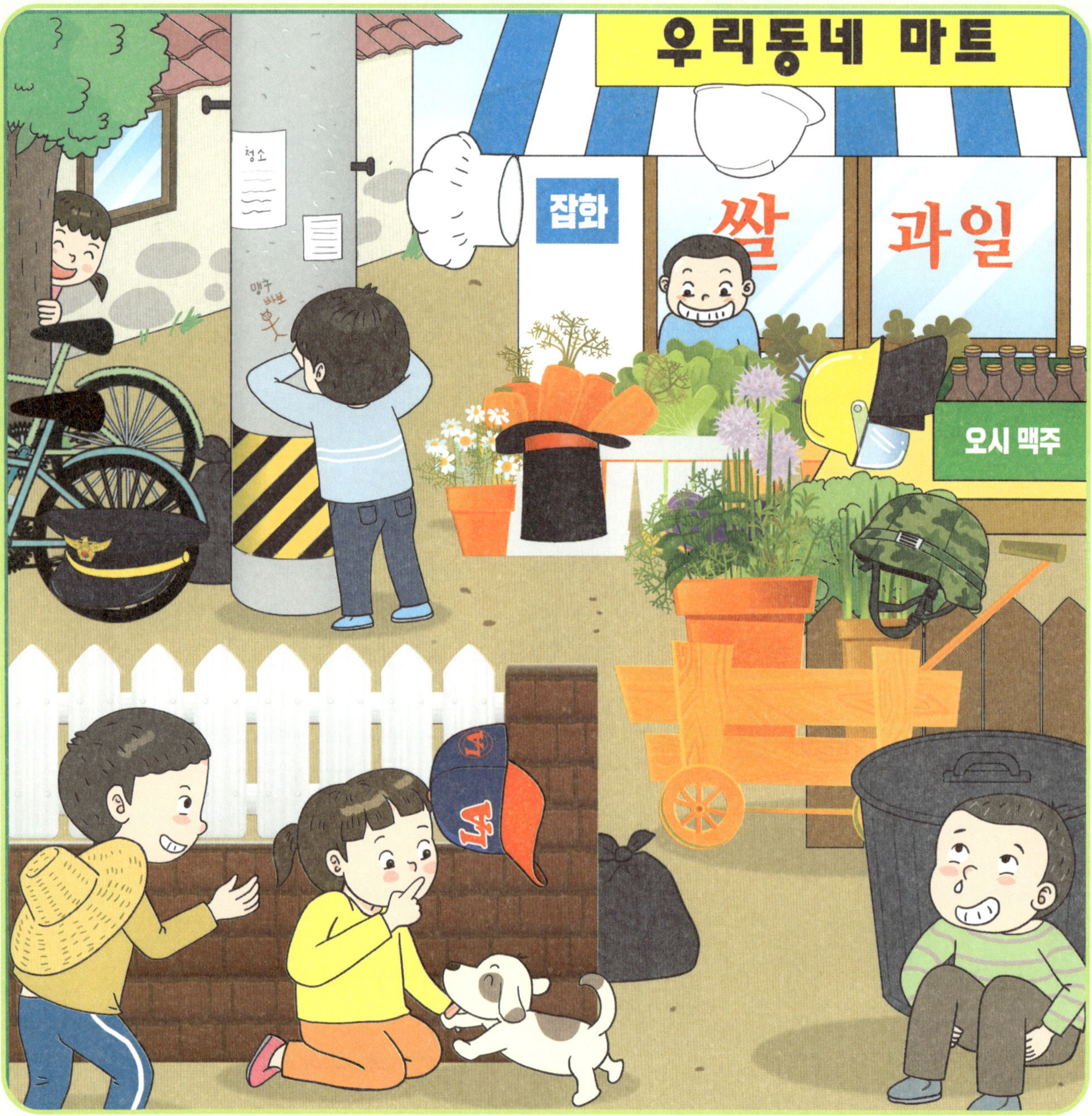

◈ 초성(첫소리) 글자를 보고 나물의 이름을 써 보세요.

| 보기 | ㅁ ㄴ ㅈ → 마늘종 |

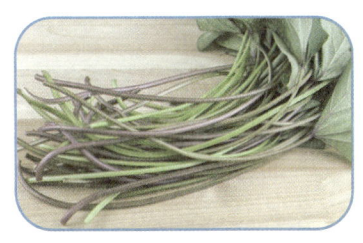

ㄱ ㄱ ㅁ ㅈ ㄱ → _____

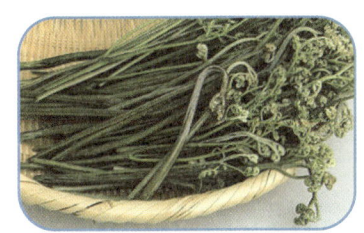

ㄱ ㅅ ㄹ → _____

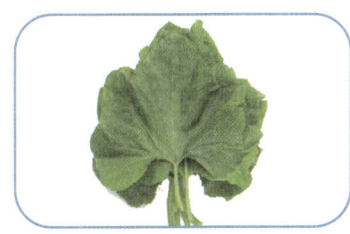

ㅎ ㅂ ㅇ → _____

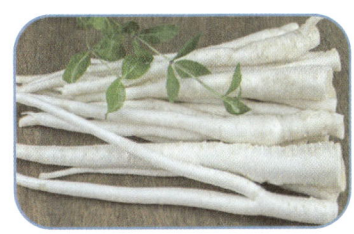

ㄷ ㄹ ㅈ → _____

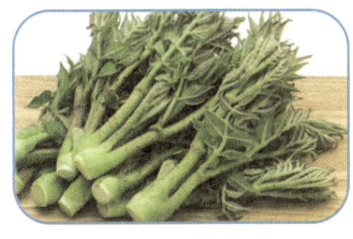

ㄷ ㄹ → _____

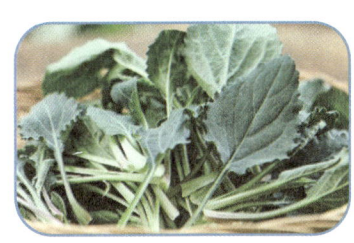

ㅊ ㄴ ㅁ → _____

◆ 같은 모양의 물건을 세고, 몇 개씩인지 숫자를 써 주세요.

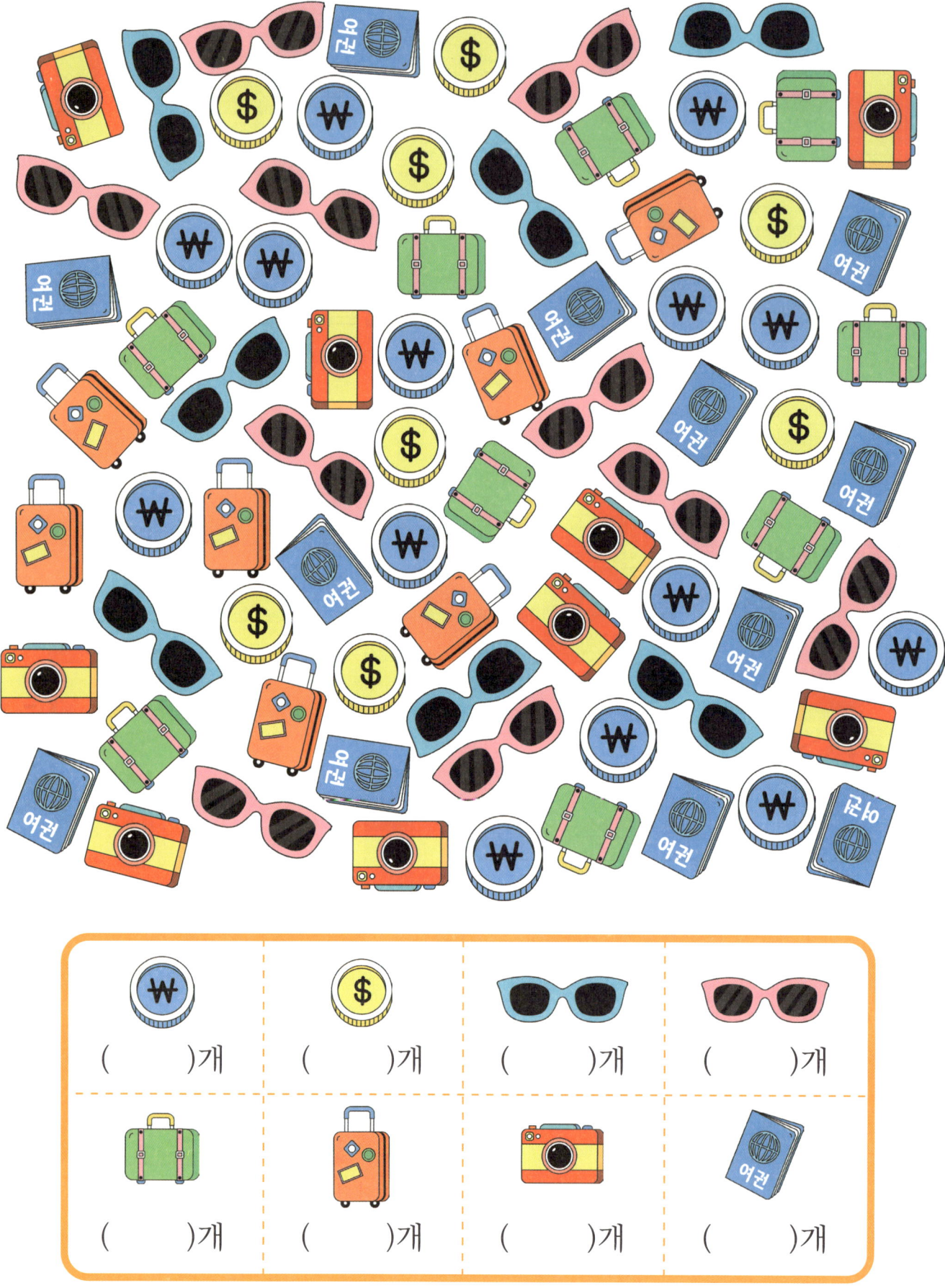

◆ 방울을 단 고양이 그림입니다. 나머지 반쪽을 그려 완성하고 색칠해 주세요.

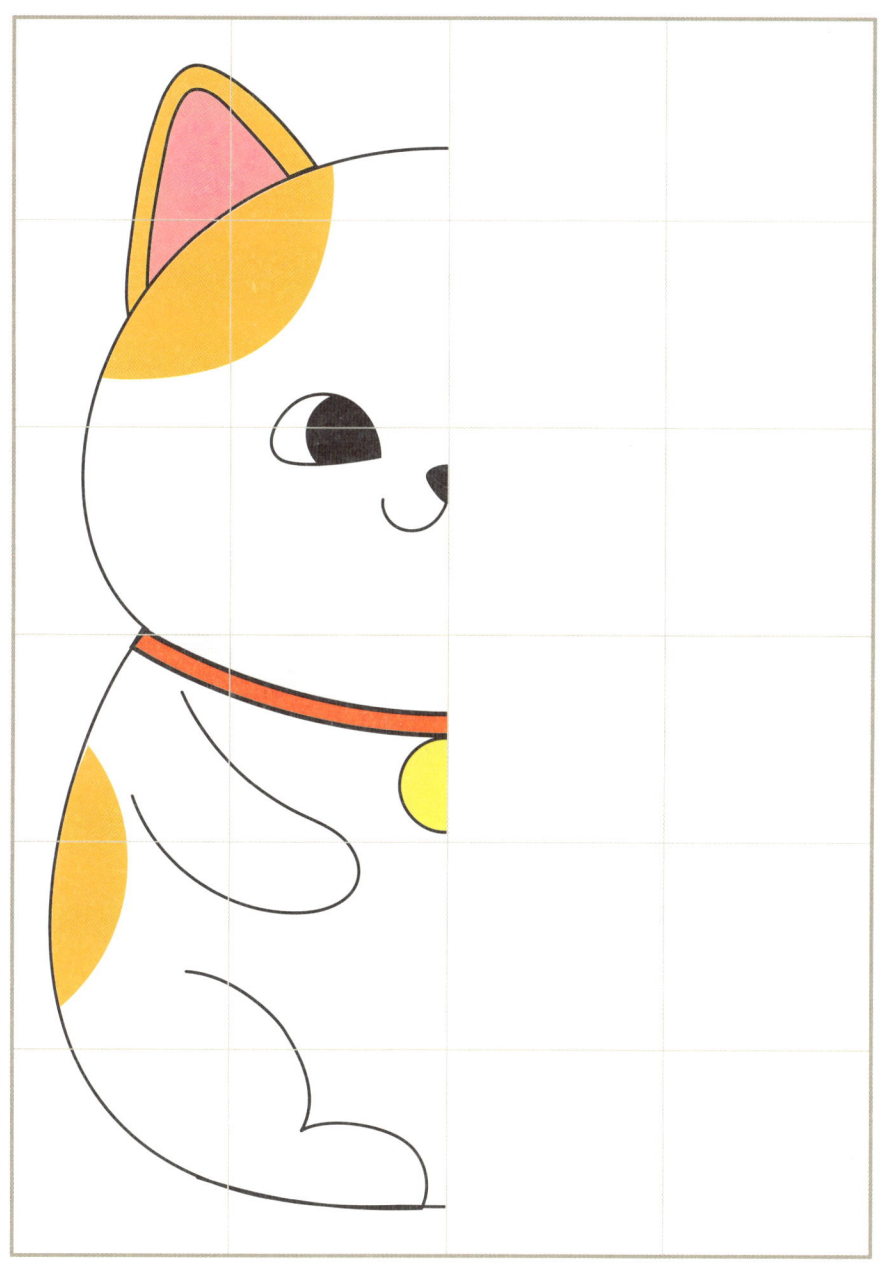

08회

빈칸에 적힌 숫자를 보고, 책의 뒤에서 같은 숫자가 적힌 색깔과 도형의 스티커를 찾은 다음 위치에 붙여 주면 그림이 완성됩니다.

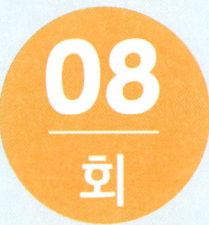

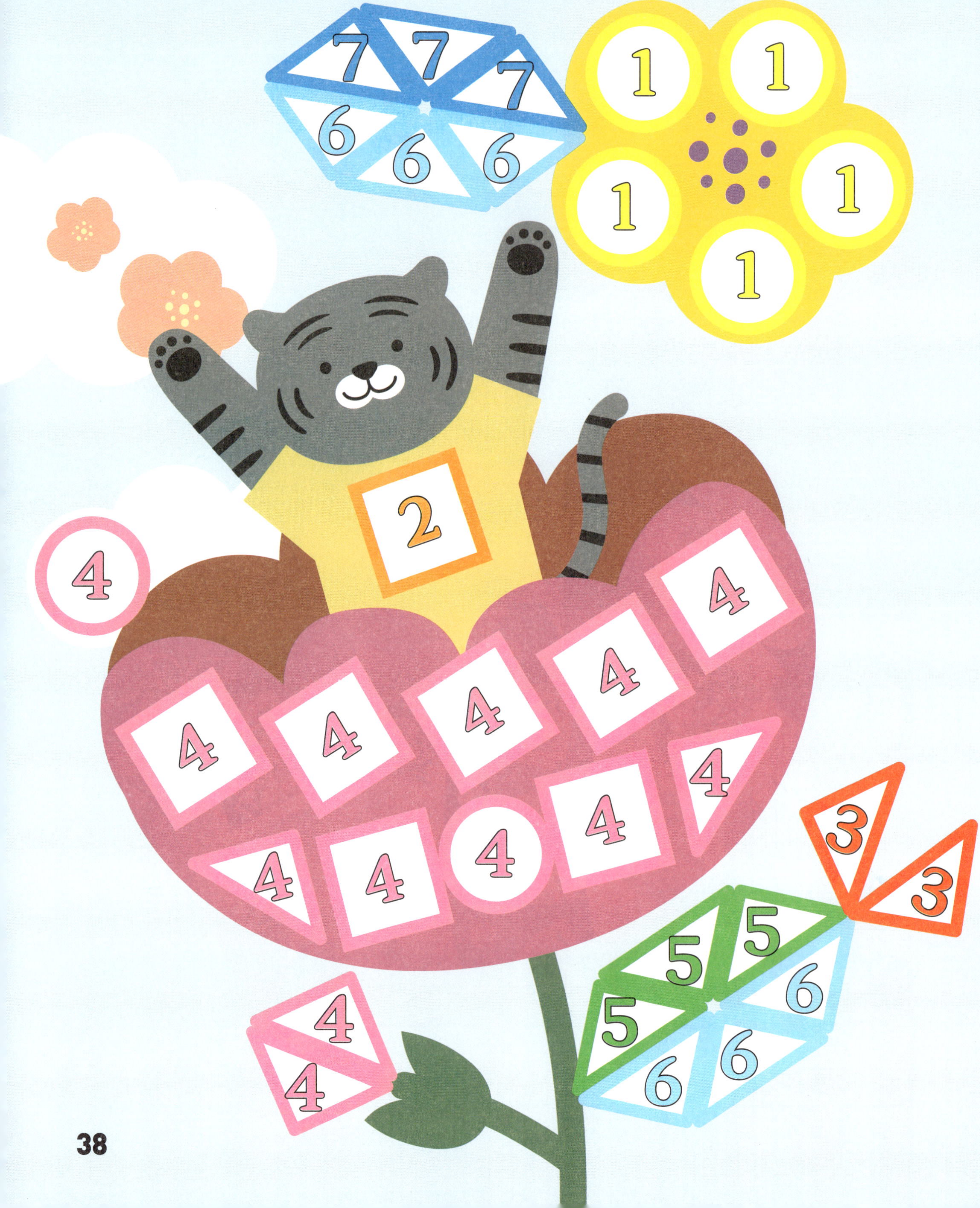

◆ 김홍도의 풍속화첩 중 '주막'입니다. 서로 다른 그림 5곳을 찾아 주세요.

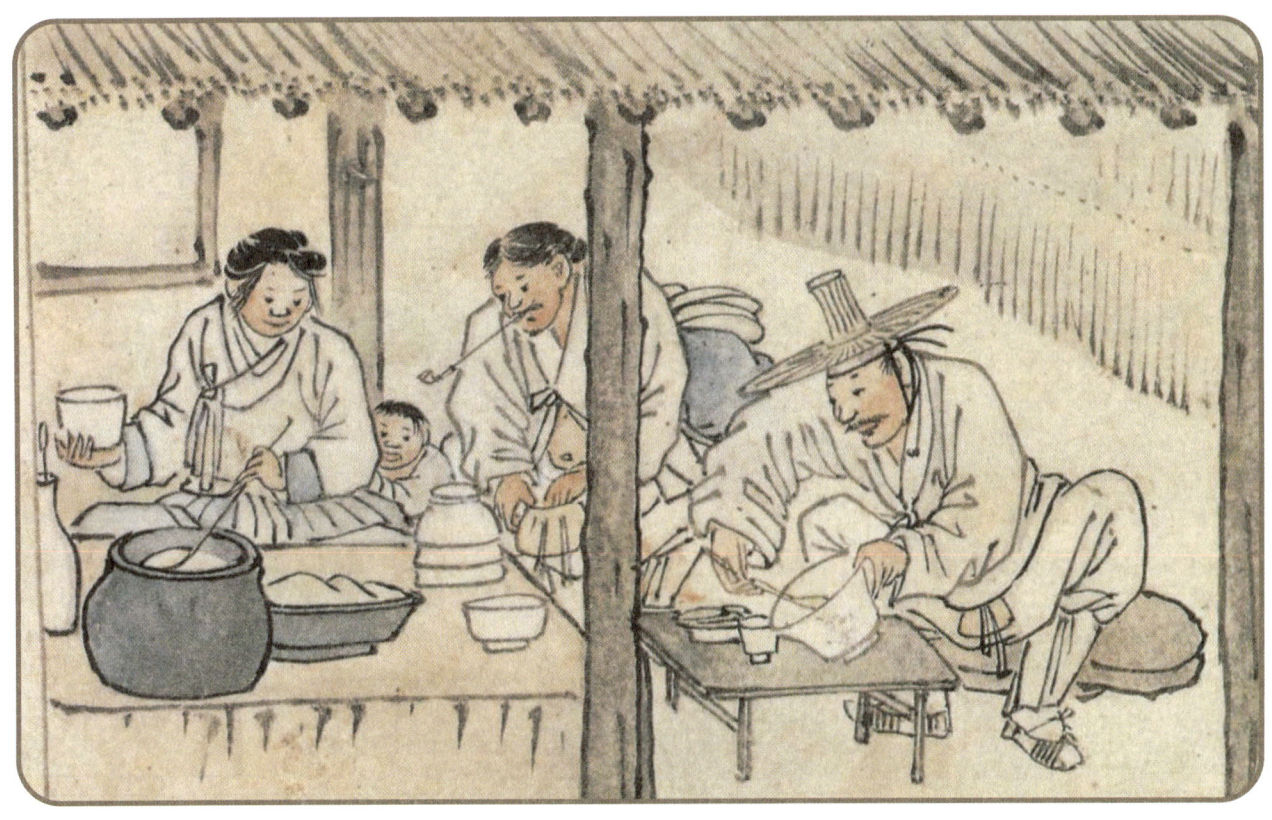

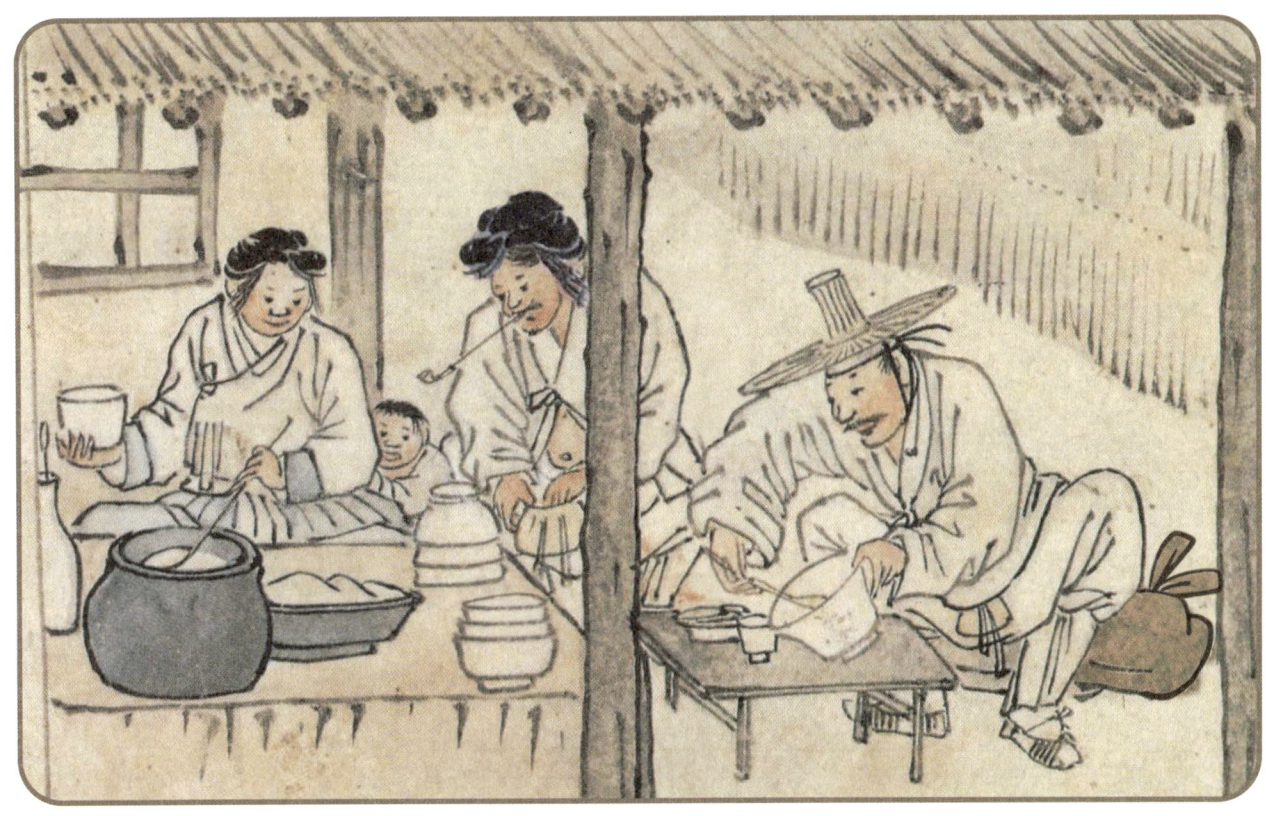

◆ (   ) 안에 알맞은 단어를 넣어 속담을 완성하세요.

| 보기 | 잘 아는 일이라도 꼼꼼하게 확인하고 조심하라는 뜻
(**돌다리**   )도 두들겨 보고 건너라 |

1. 생각지도 못한 상황에서 당하는 불행한 일
   마른하늘에 (   )

2. 마땅히 할 말은 꼭 해야 한다.
   (   )은 해야 맛이고, (   )는 씹어야 맛이다

3. 잘될 사람은 어려서부터 장래성이 엿보인다.
   될성부른 (   )는 (   )부터 알아본다

4. 아무리 비밀스러운 말이라도 남의 귀에 들어가기는 쉬우므로 말조심해야 한다.
   낮말은 (   )가 듣고 밤말은 (   )가 듣는다

◈ 쿠폰 숫자를 다 더한 값이 같은 것끼리 선으로 이으세요.

5%	5%
5%	5%
5%	5%

10%	5%
5%	20%
5%	10%

15%	9%
7%	10%
5%	4%

1%	19%
7%	3%
10%	10%

9%	9%
9%	9%
9%	10%

6%	6%
6%	6%
3%	3%

08 회 오늘의 기록

정답은 99쪽에 있습니다.

오늘 날짜	매일 3분 운동을 했나요?(6~9쪽)	틀린 문제 확인했나요?	내 사인
년 월 일			

09 회

노래에 맞추어 아이들이 참 좋아하던 **고무줄 놀이**입니다. 숨어 있는 유아용품 그림 **8**개를 찾아 보세요.

딸랑이
장난감 기차
턱받이
유모차
젖병
아기 신발
젖꼭지
아기 바구니

동네 슈
청소

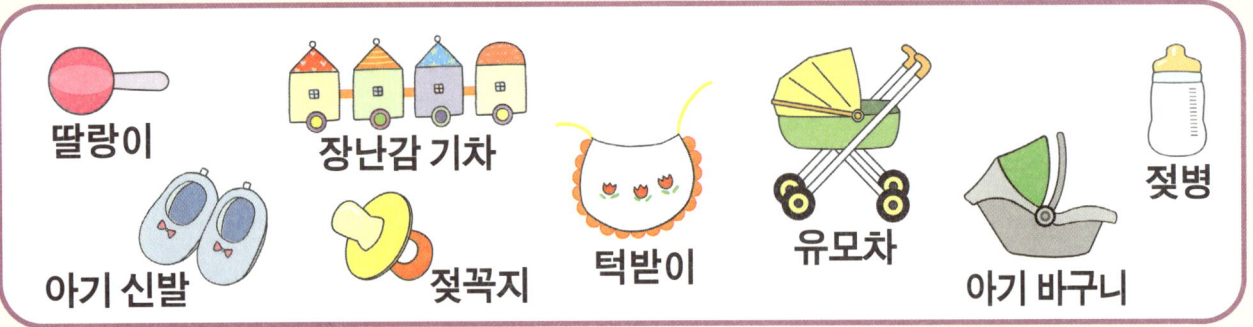

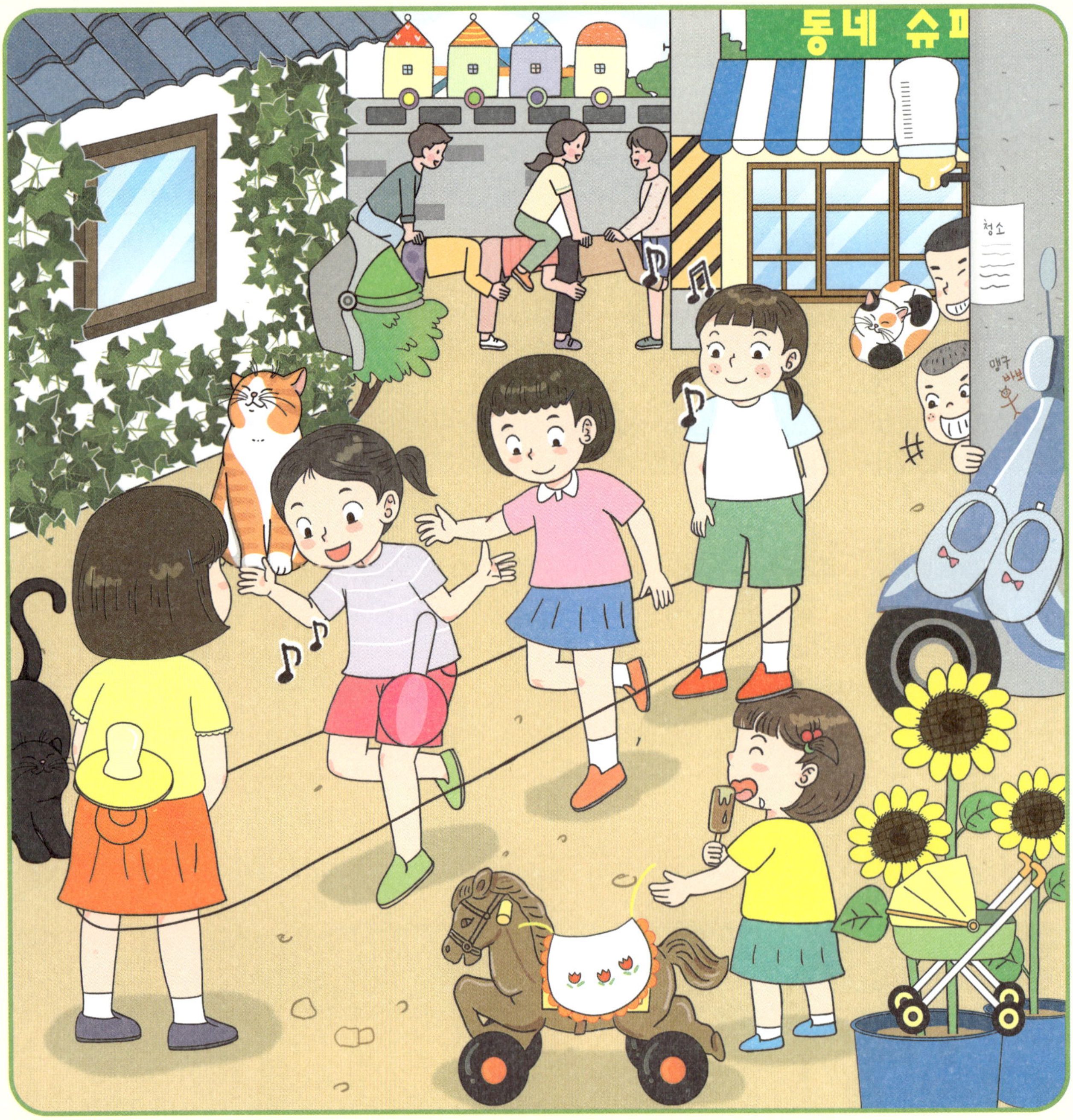

◈ 빈칸에 알맞은 숫자를 넣어 보세요.

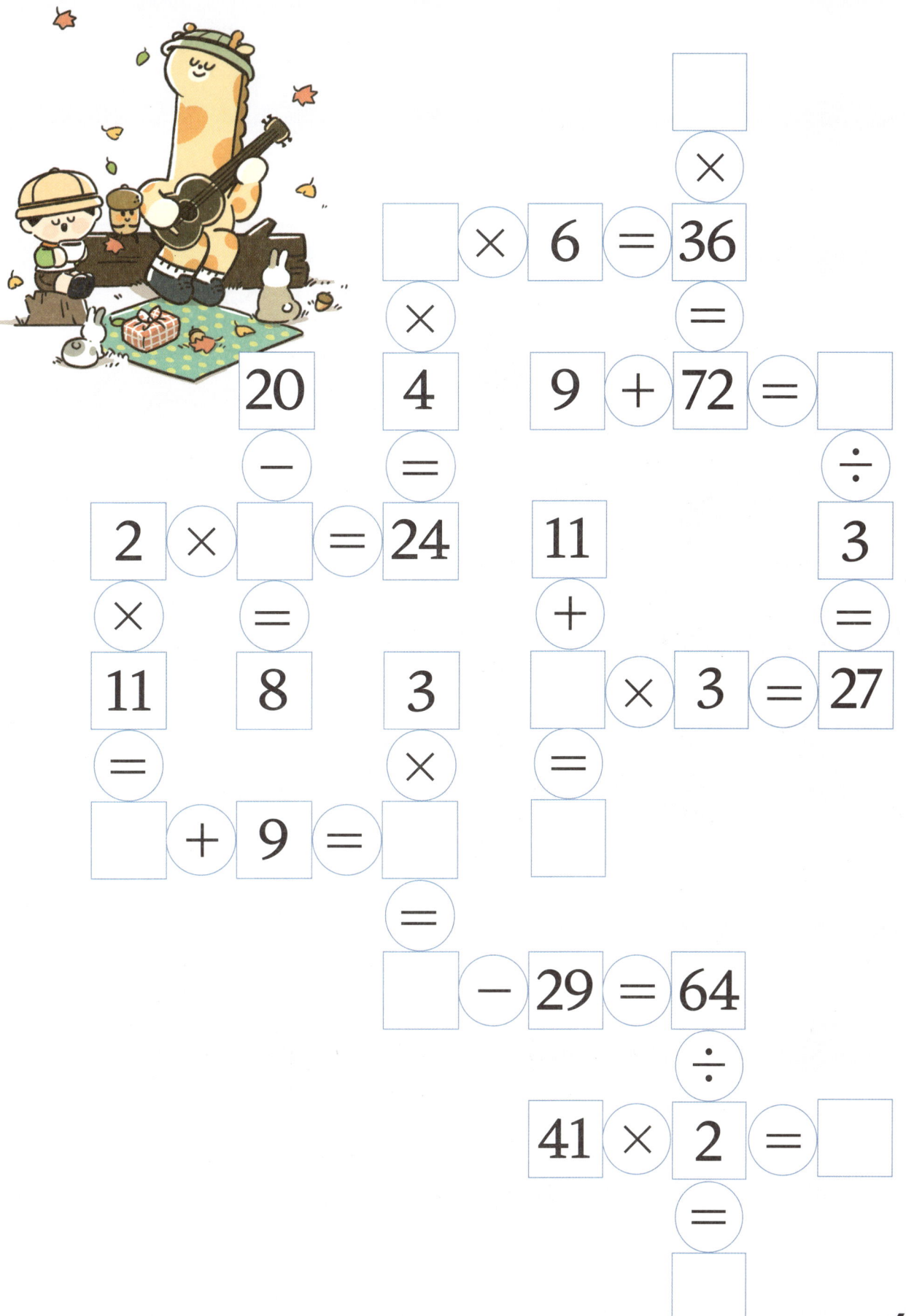

◈ **집중력 강화 시간입니다. 같은 숫자의 색으로 칠해 주세요.**

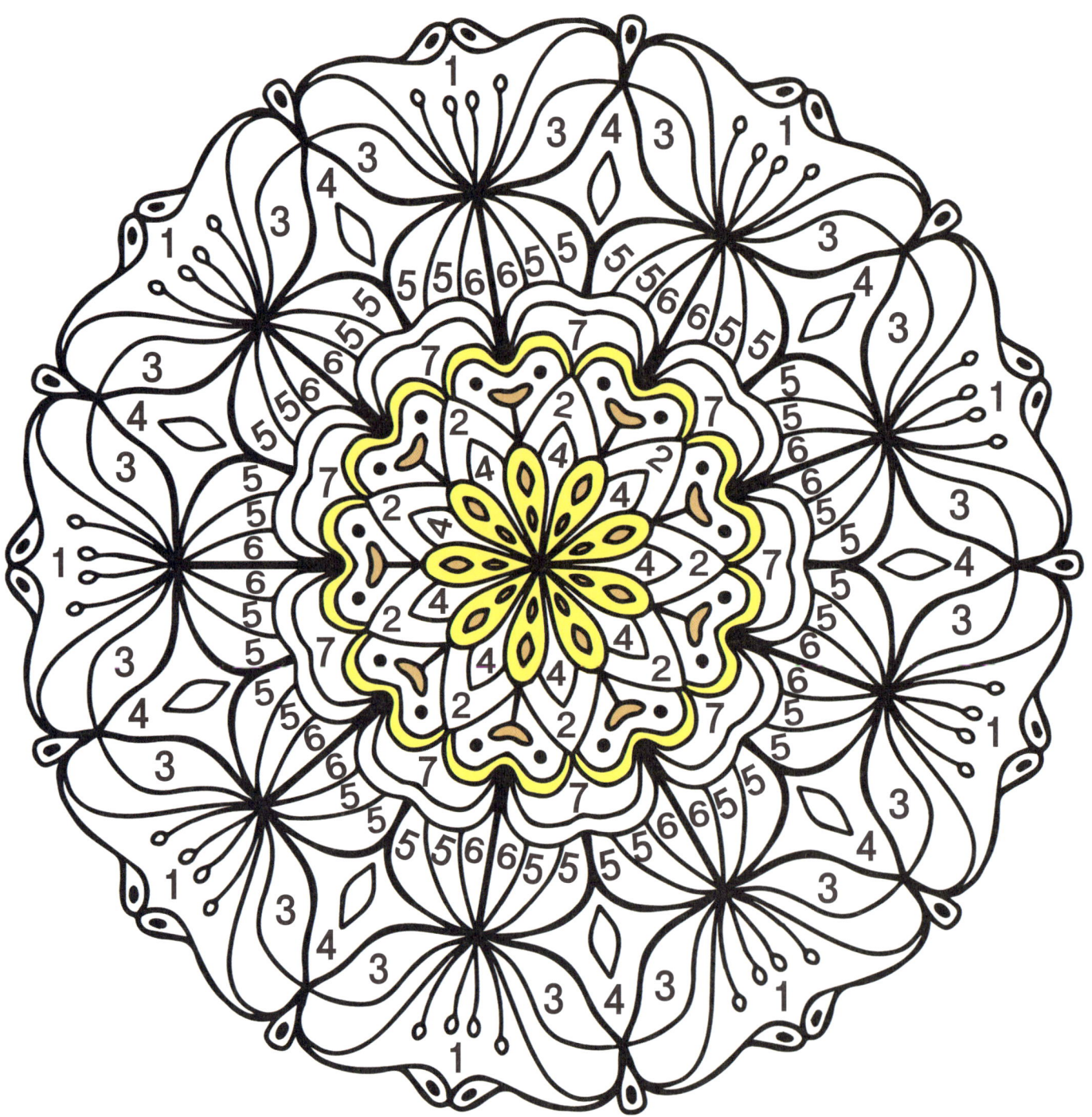

44

◆ 기계에서 숫자가 **작은 구슬부터 차례대로** 나옵니다. 나오는 수를 순서대로 써 보세요.

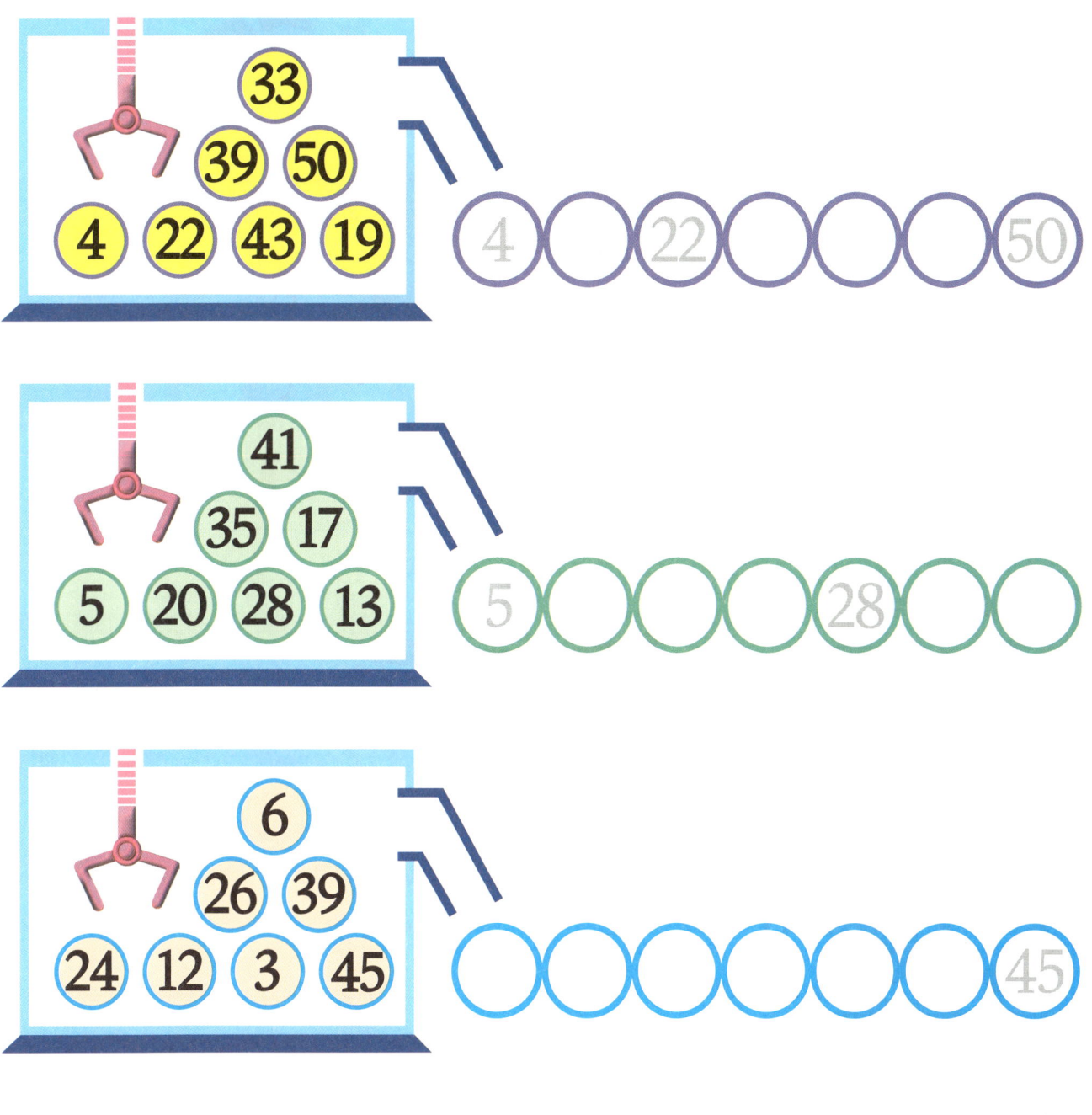

| 09 회 | 오늘의 기록 | | 정답은 100쪽에 있습니다. |

10회

빈칸에 적힌 숫자를 보고, 책의 뒤에서 **같은 숫자**가 적힌 **색깔**과 **도형**의 스티커를 찾은 다음 위치에 붙여 주면 그림이 완성됩니다.

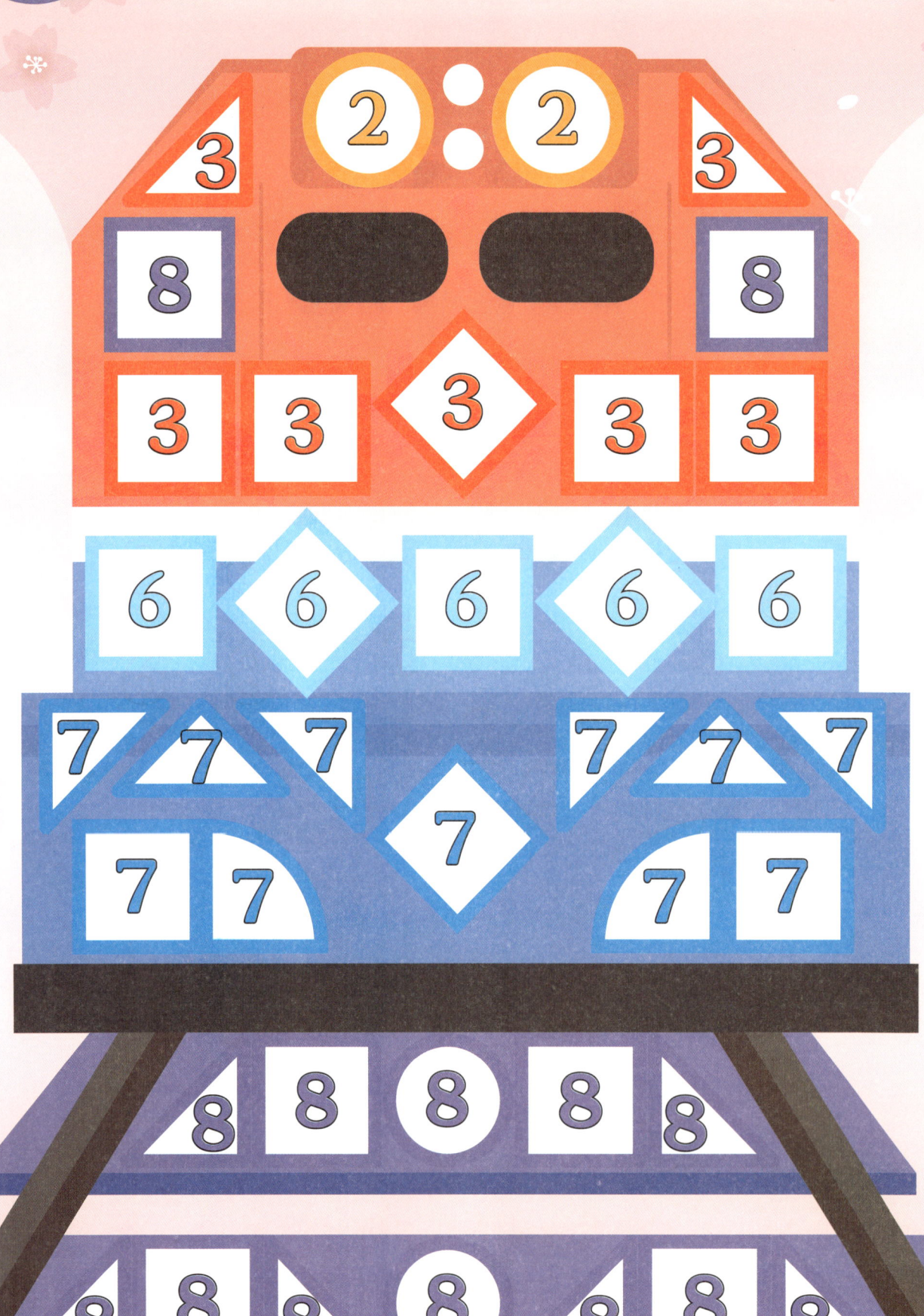

◆ 빈칸에 규칙에 알맞은 숫자를 쓰세요.

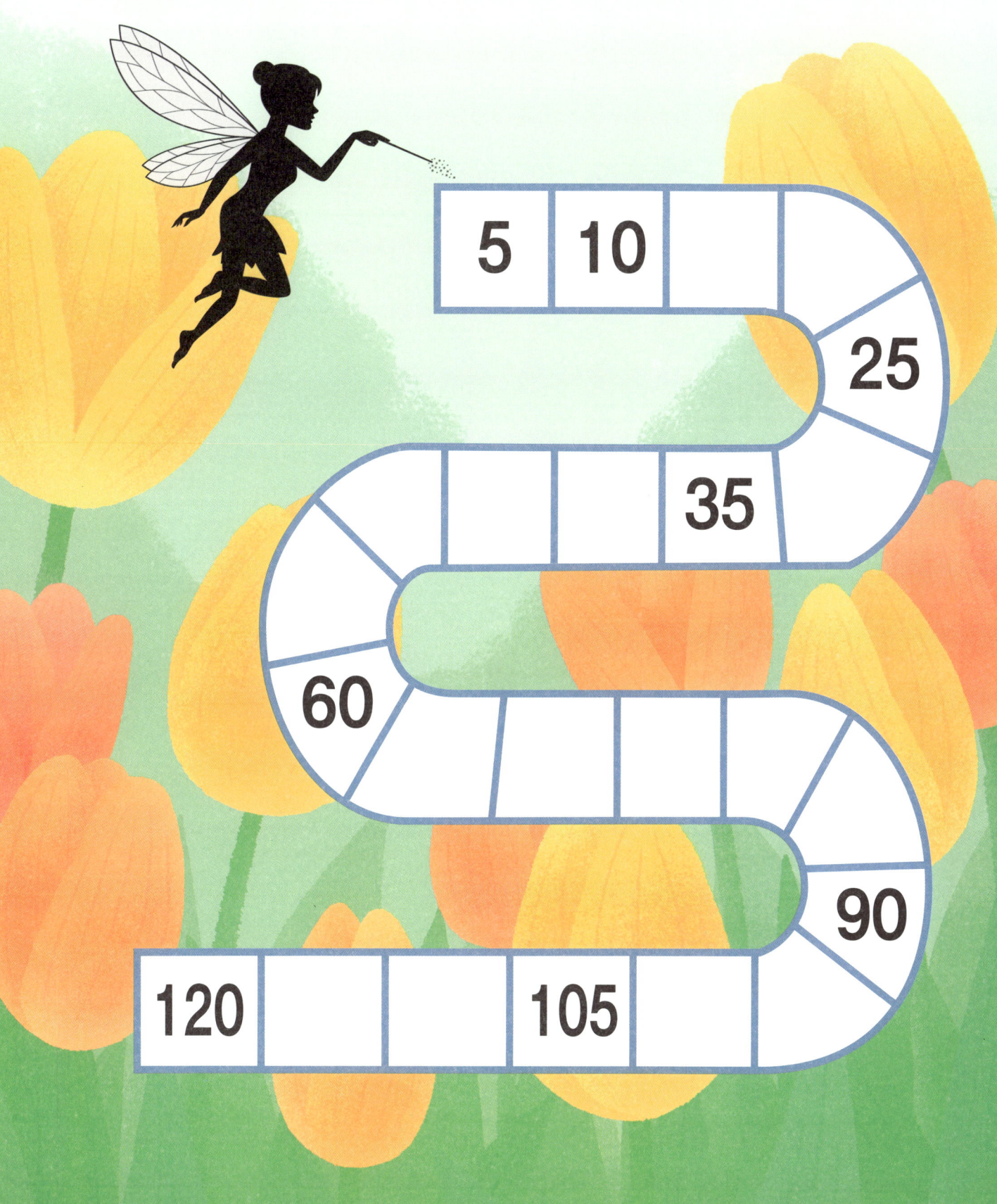

◆ **김소월의 「진달래꽃」을 소리 내어 읽고 천천히 따라 써 보세요.**

나 보기가 역겨워
가실 때에는
말없이 고이 보내드리우리다.
영변에 약산
진달래꽃
아름 따다 가실 길에 뿌리우리다.
가시는 걸음걸음
놓인 그 꽃을
사뿐히 즈려밟고 가시옵소서.
나 보기가 역겨워
가실 때에는
죽어도 아니 눈물 흘리우리다.

| 10회 | 오늘의 기록 |

정답은 101쪽에 있습니다.

오늘 날짜	매일 3분 운동을 했나요?(6~9쪽)	틀린 문제 확인했나요?	내 사인
년 월 일			

11 회

깡충깡충 뛰며 놀던 신나는 놀이 돌차기 입니다. 숨은 그림 8개를 찾아 보세요.

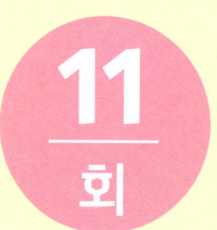

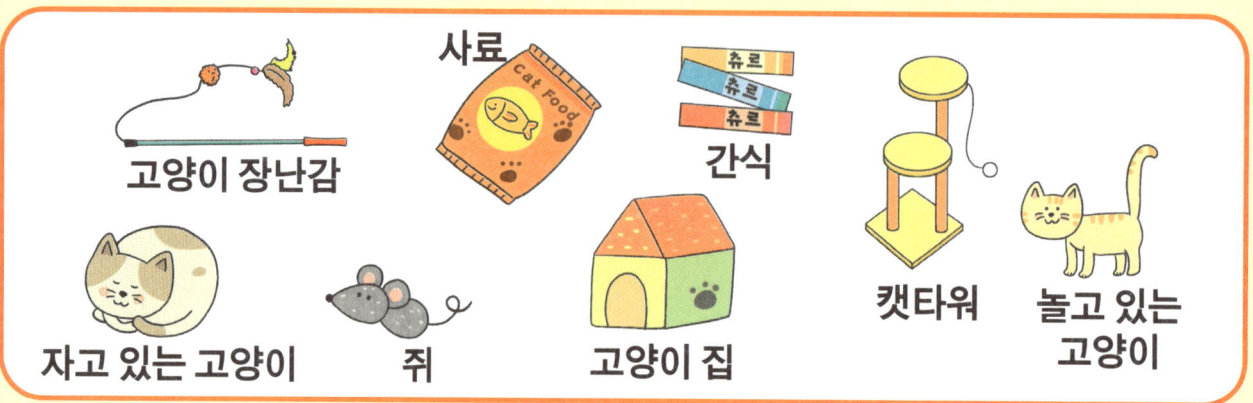

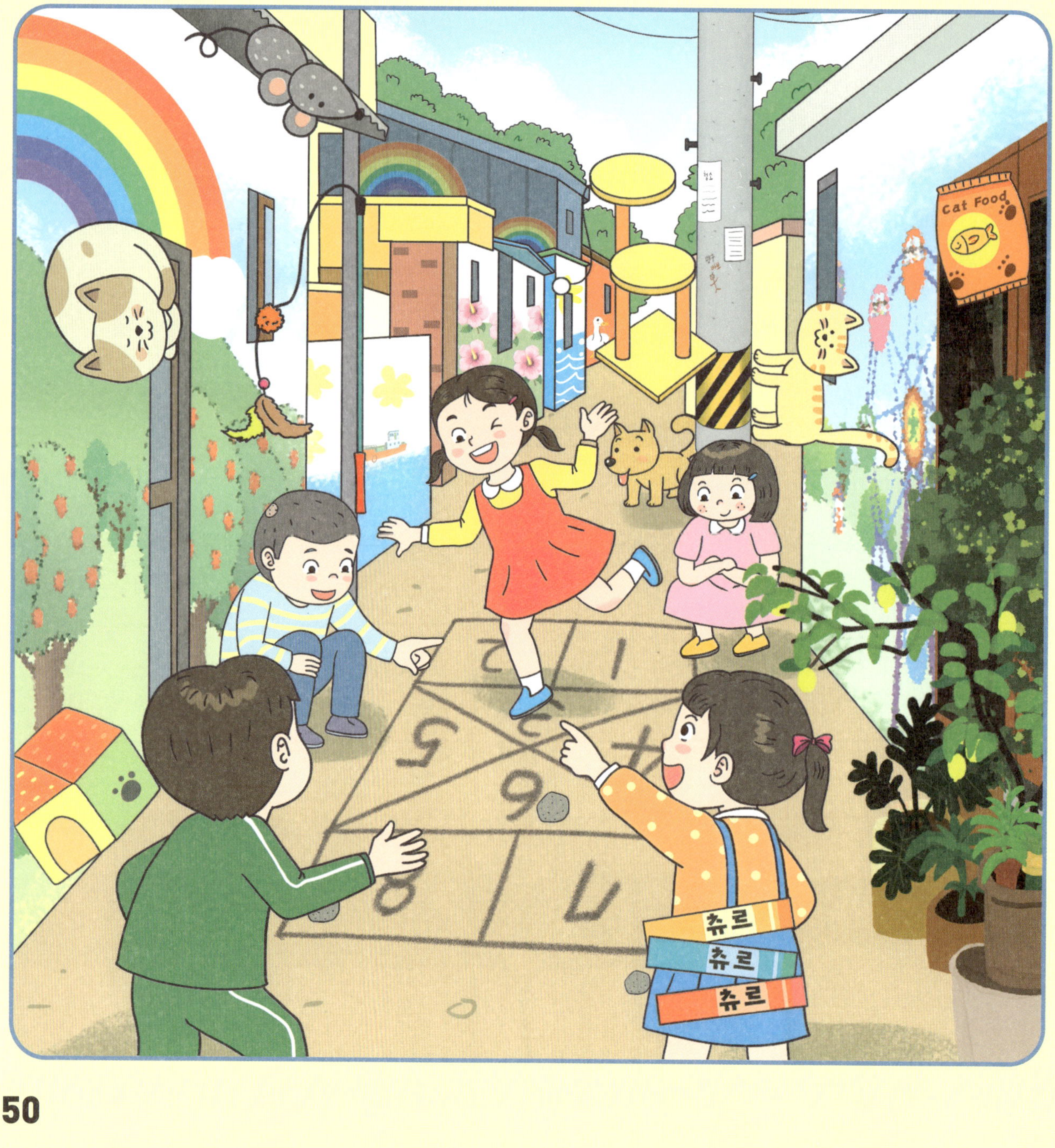

◆ 표 안에 숨어 있는 단어를 찾아서 아래의 빈칸에 써 보세요.

강	공	책	회	당	게	체
천	평	건	전	지	안	중
정	안	연	축	북	치	계
화	중	방	설	휴	새	땀
부	석	생	목	대	암	장
컴	퓨	터	너	폰	땅	등

찾은 단어

1.
2.
3.
4.

◈ **닭볶음탕 재료를 사기 위해 시장에 갔습니다. 아래 그림의 가격을 보고 문제를 풀어 보세요.**

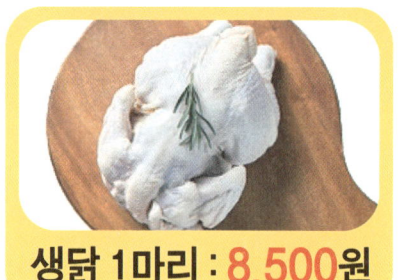
생닭 1마리 : 8,500원

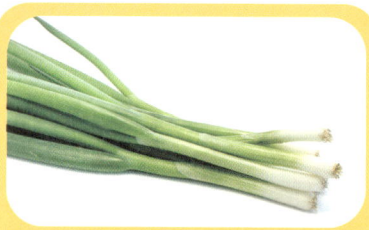
대파 1단 : 3,000원

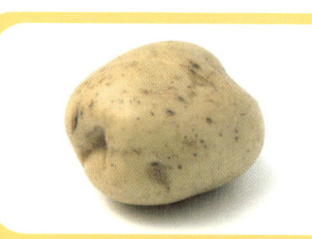
감자 1개 : 1,200원

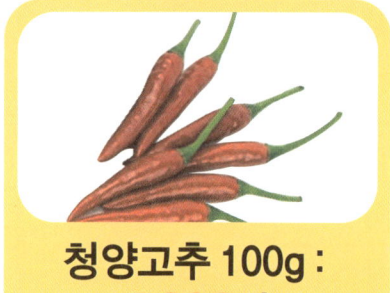
청양고추 100g : 4,000원

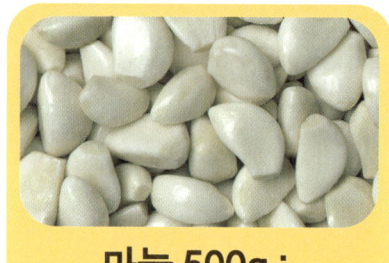
마늘 500g : 10,000원

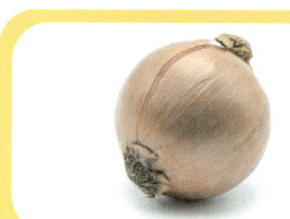
양파 1개 : 700원

문제 1 정육점에서 생닭 두 마리를 샀습니다. 얼마일까요?
(　　　　　　　　원)

문제 2 채소 가게에서 대파 한 단, 양파 4개를 샀어요. 그리고 감자도 1개 골랐습니다. 모두 얼마일까요?
(　　　　　　　　원)

문제 3 마지막으로 청양고추 50g과 마늘 100g을 샀어요. 얼마일까요?
(　　　　　　　　원)

◆ 각 그림의 그림자를 연결해 주세요.

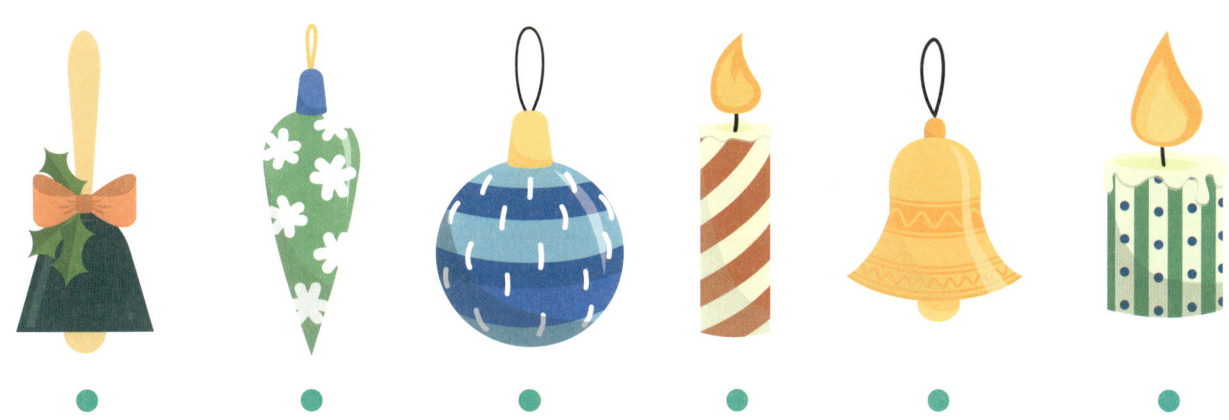

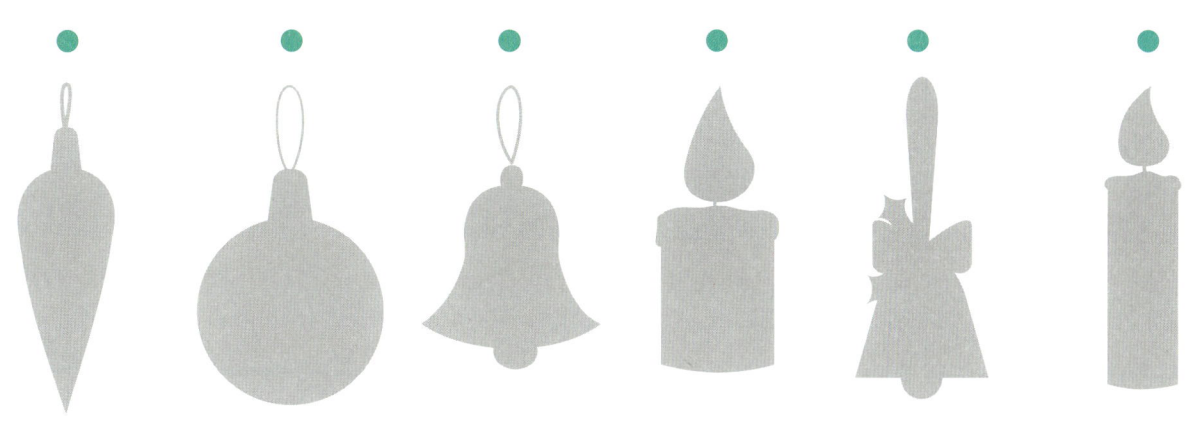

오늘의 기록 (11회)

정답은 102쪽에 있습니다.

오늘 날짜	매일 3분 운동을 했나요?(6~9쪽)	틀린 문제 확인했나요?	내 사인
년 월 일			

12회

빈칸에 적힌 숫자를 보고, 책의 뒤에서 **같은 숫자**가 적힌 **색깔**과 **도형**의 스티커를 찾은 다음 위치에 붙여 주면 그림이 완성됩니다.

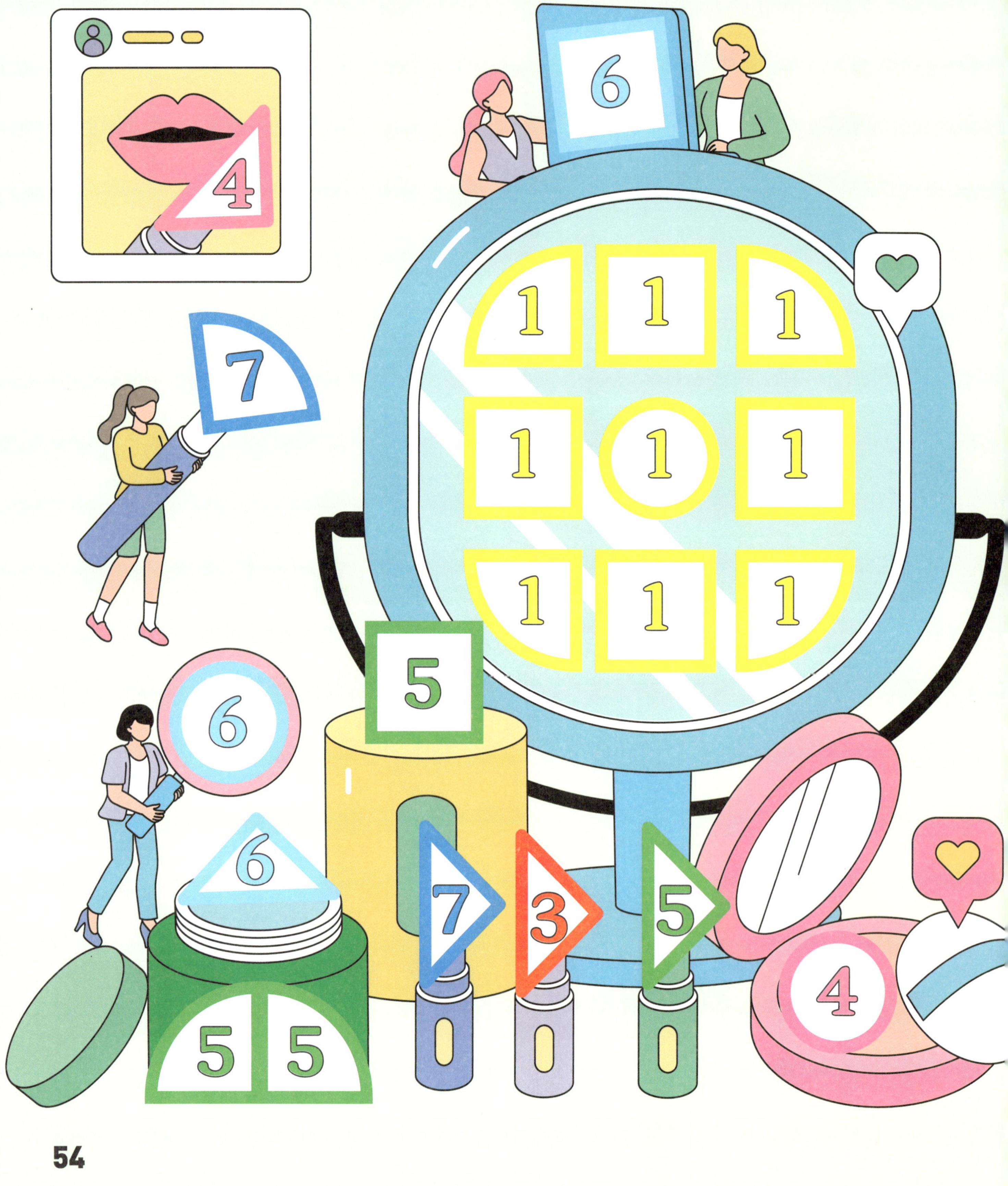

◈ 호박의 색과 색이름이 일치하는 것(10개)을 골라 동그라미 쳐 주세요.

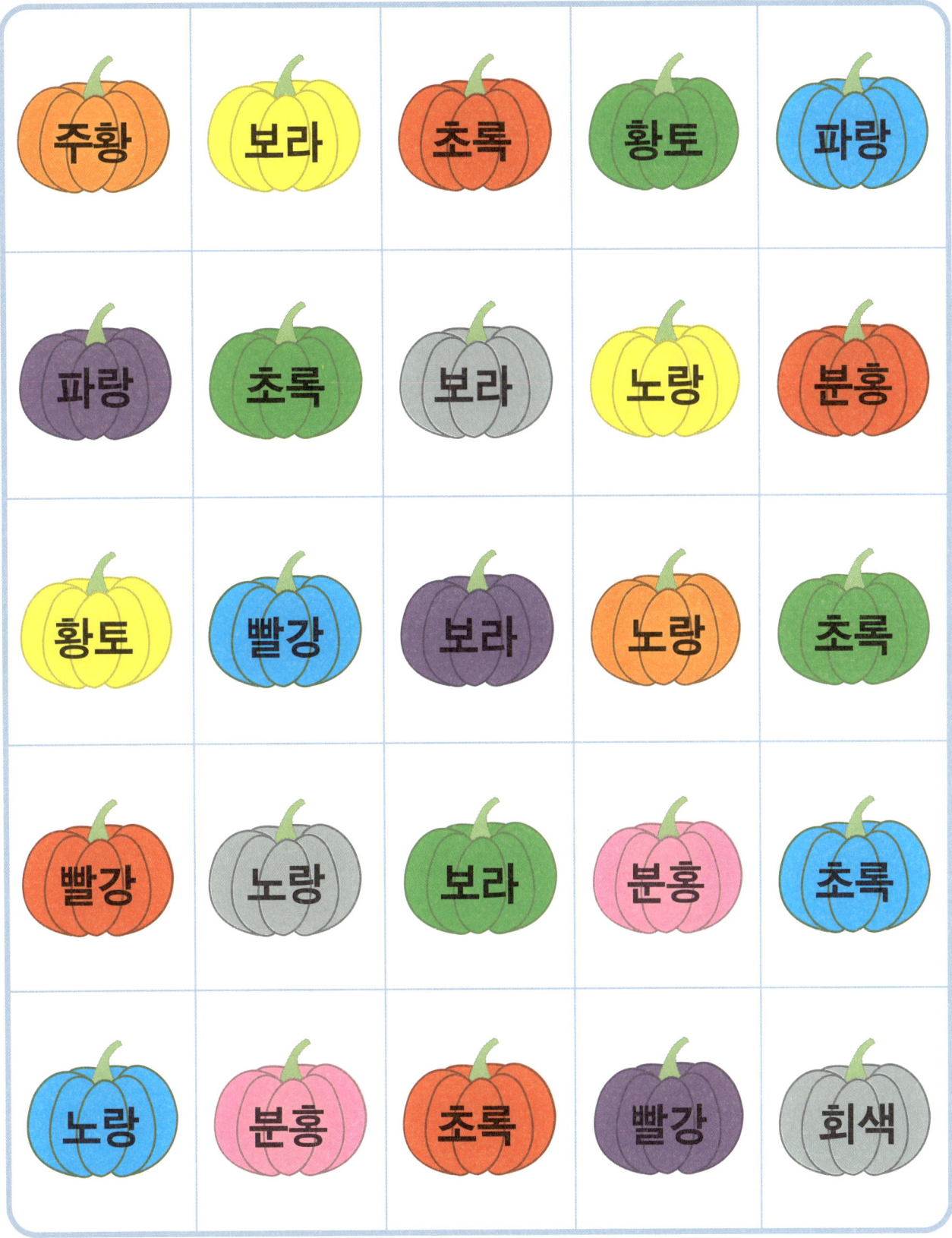

◈ 컬러푸드(color food)는 건강한 삶을 유지하는 데 도움을 주는 건강식품입니다. **주황색 식품**은 **비타민 C**가 풍부하여 **면역력**을 강화시켜 주고, **초록색 식품**은 체내의 유해물질을 밖으로 배출(**노폐물제거**)하는 데 도움을 준답니다.

그림 속 식품의 이름을 쓰고 주황색과 초록색 중 알맞은 색으로 칠해 주세요.

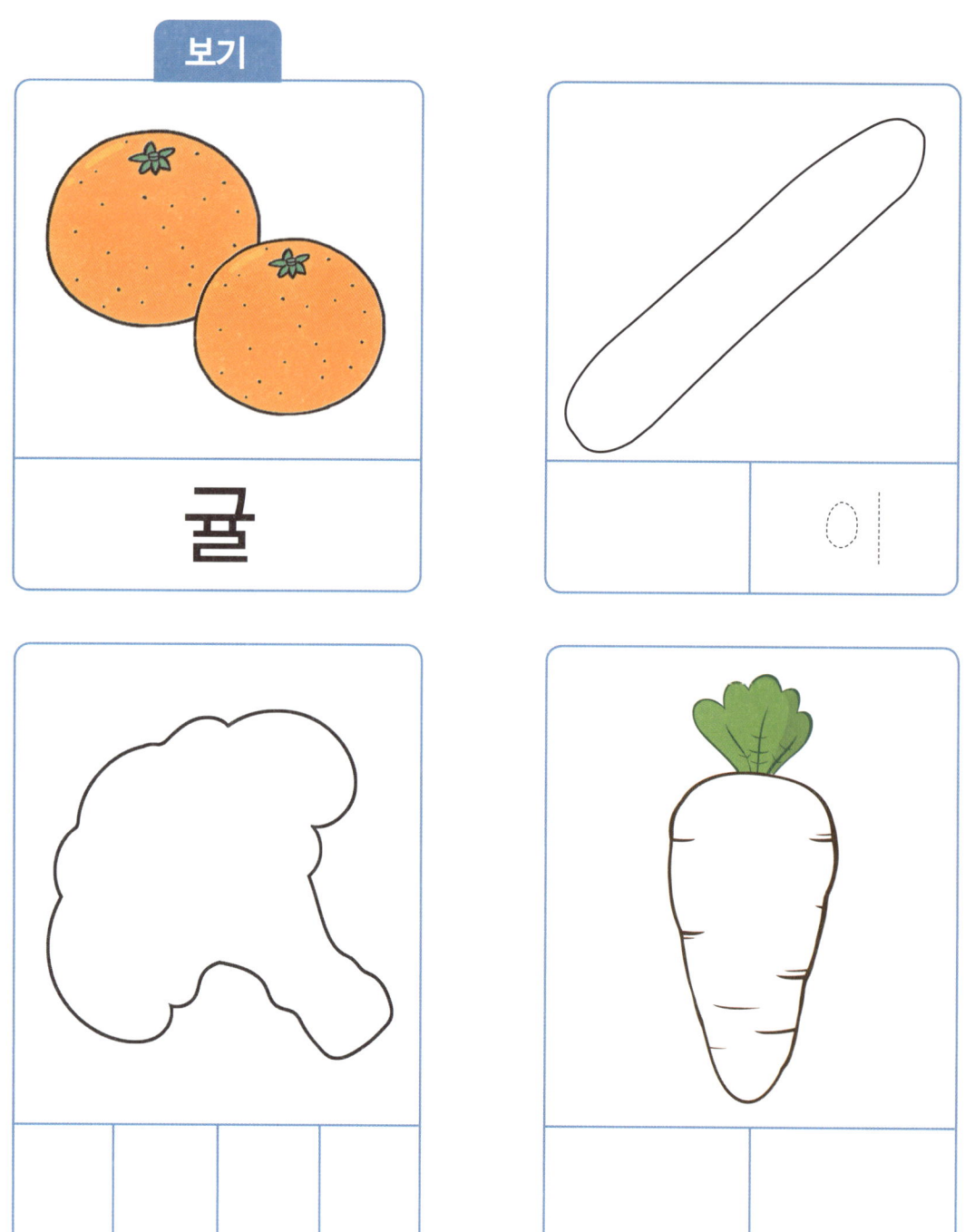

◈ 1번(●) 부터 50번(●)까지 순서대로 점을 이어 그림을 완성해 보세요.

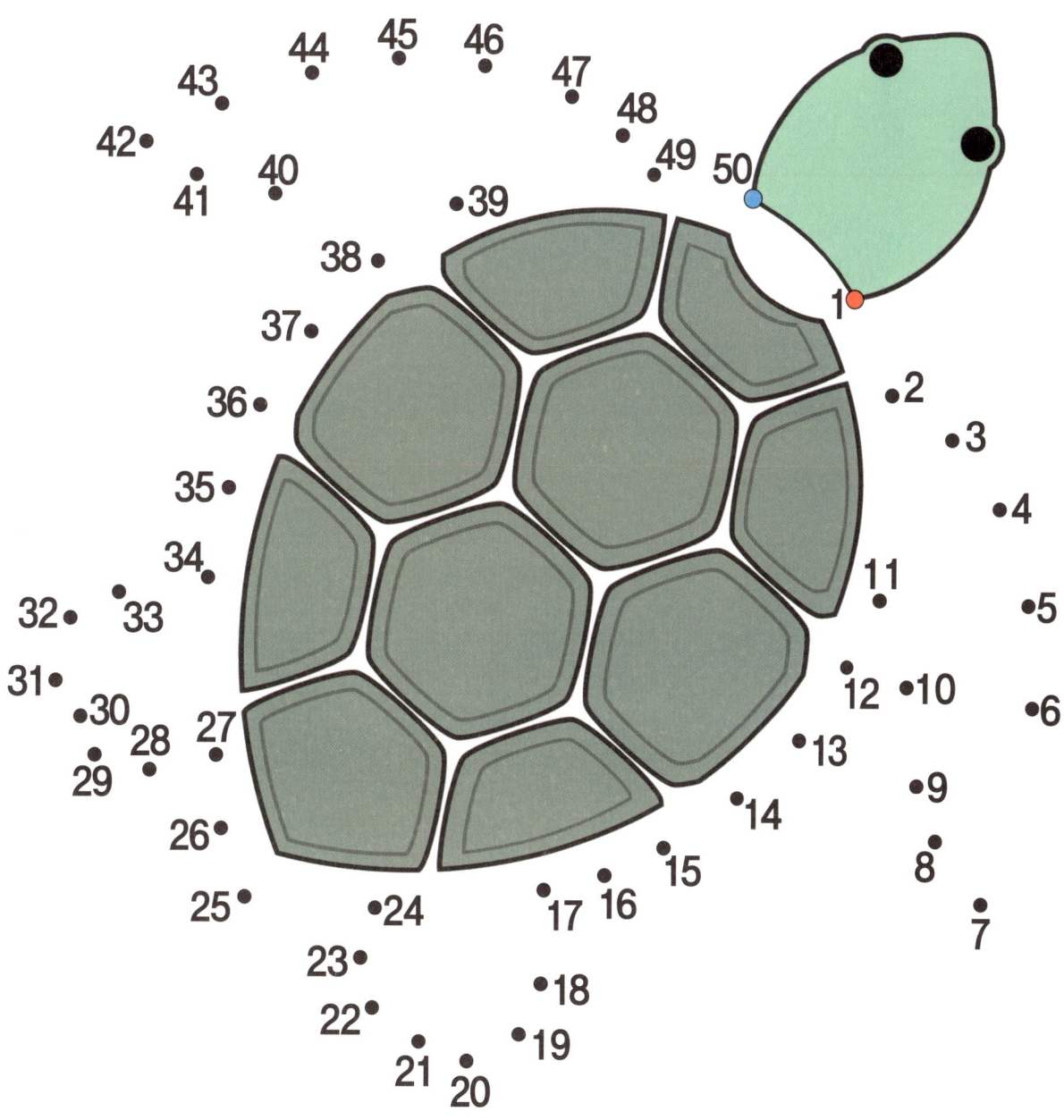

12회 오늘의 기록

정답은 103쪽에 있습니다.

오늘 날짜	매일 3분 운동을 했나요?(6~9쪽)	틀린 문제 확인했나요?	내 사인
년 월 일			

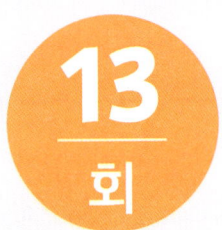

집 앞에서 즐겨하던 놀이 **딱지치기**입니다.
숨은 그림 **8**개를 찾아 보세요.

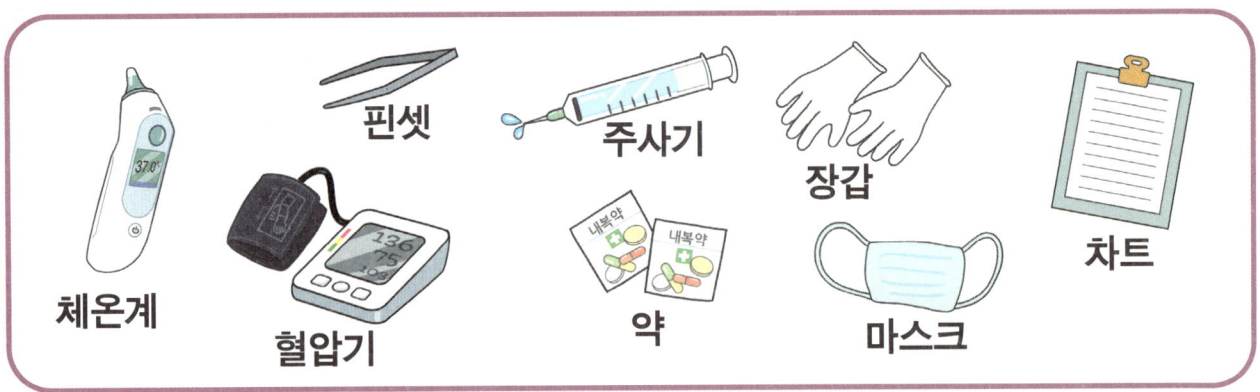

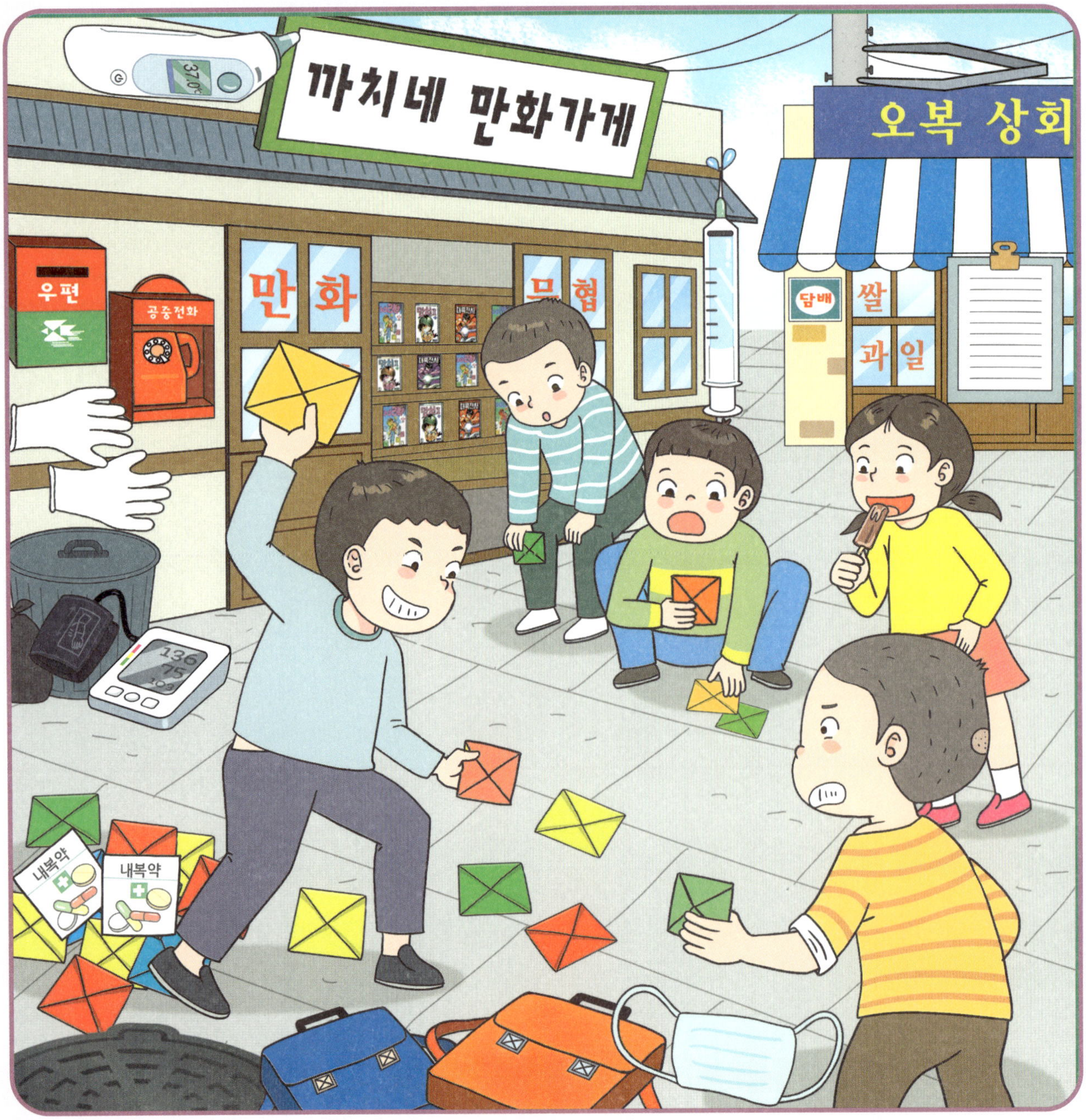

◆ 신부가 신랑을 만날 수 있도록 길을 찾아 주세요.

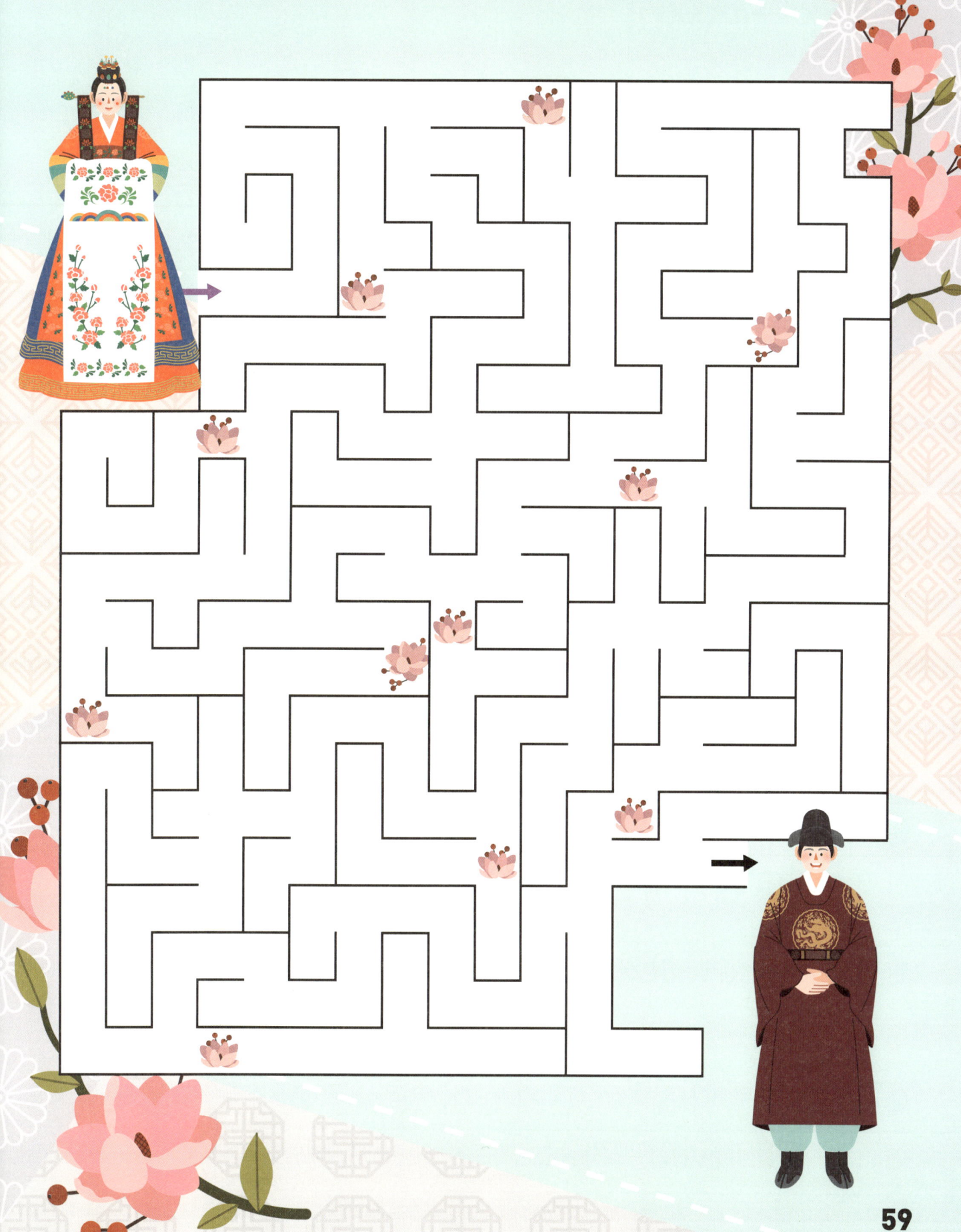

◆ 수족관에 다양한 물고기들이 놀고 있습니다. 문제를 읽고 답하세요.

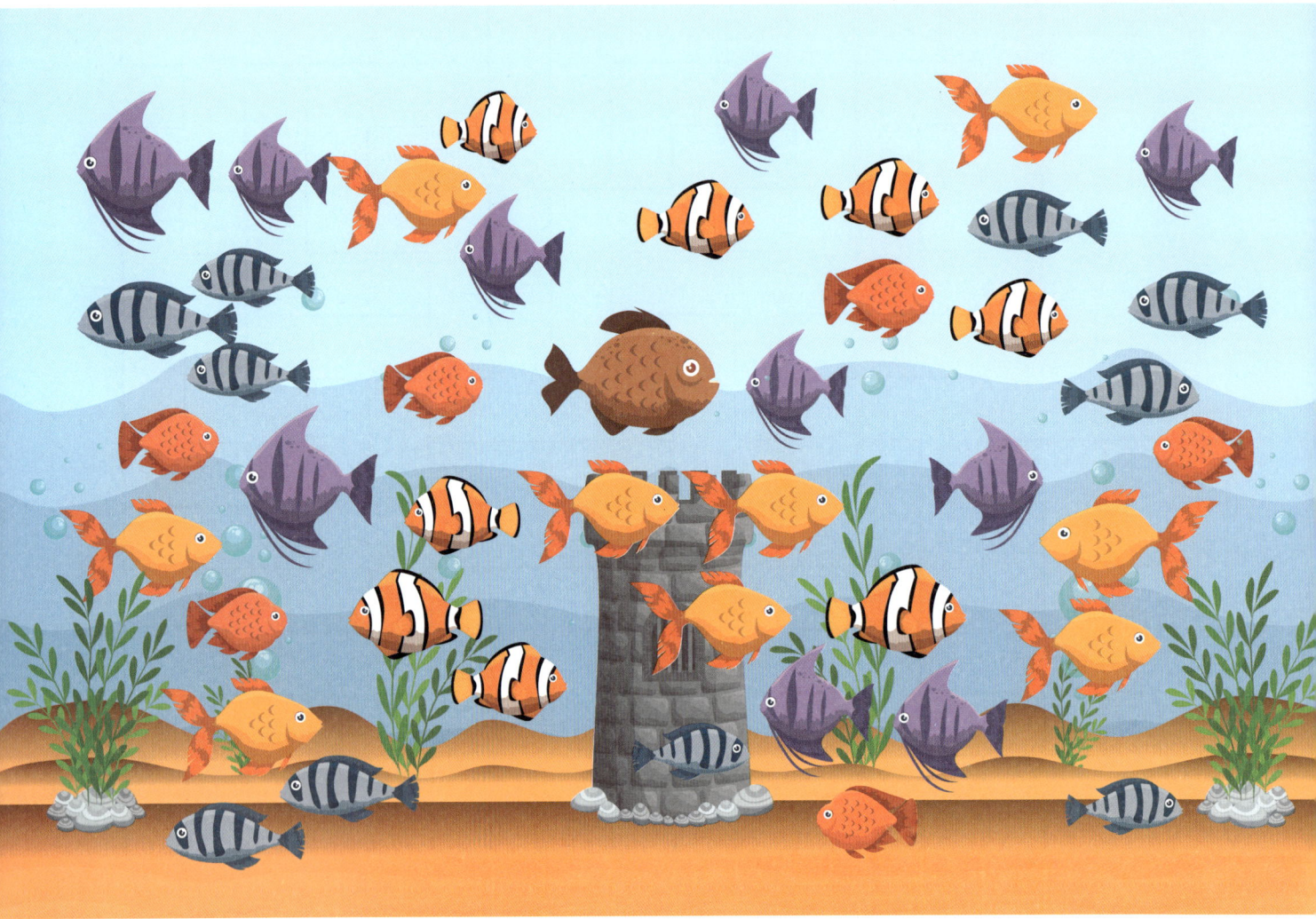

문제 1 수족관의 물고기를 다섯 마리씩 묶어 주세요. 몇 개의 묶음을 만들 수 있을까요? (_____ 묶음)

문제 2 다섯 마리씩 묶고 남은 물고기는 몇 마리인가요? (_____ 마리)

문제 3 그렇다면 수족관에 들어 있는 물고기는 모두 몇 마리입니까? (_____ 마리)

◈ 뒤죽박죽되어 있는 단어를 순서에 맞춰 알맞은 단어로 써 보세요.

| 보기 | 크터파워 → 워터파크 |

1. 출리다렁 → _____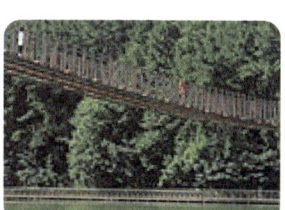

2. 구양름떼 → _____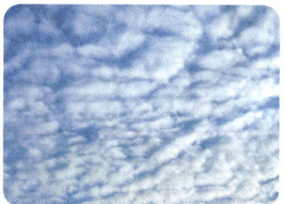

3. 수약터 → _____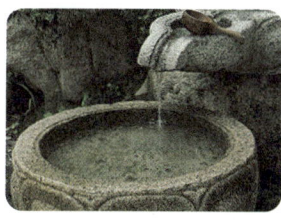

4. 복경궁 → _____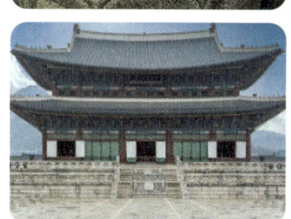

5. 위대바촛 → _____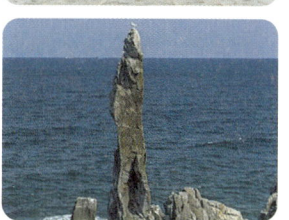

13회 오늘의 기록

정답은 104쪽에 있습니다.

오늘 날짜	매일 3분 운동을 했나요?(6~9쪽)	틀린 문제 확인했나요?	내 사인
년 월 일			

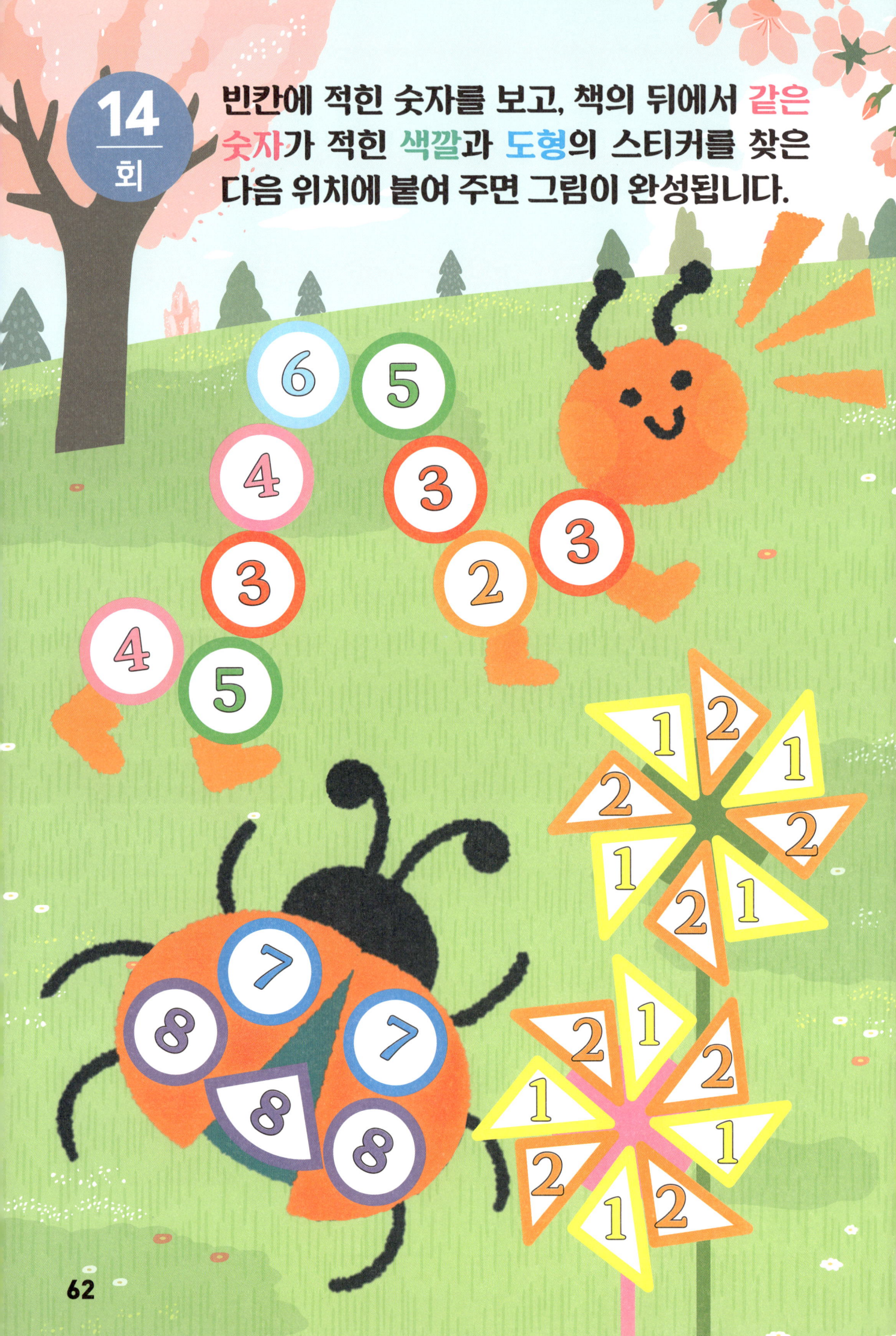

◆ 점선의 글자를 따라 쓴 후, 가로 열쇠의 뜻을 보고 가로로 답하고, 세로 열쇠의 뜻을 보고 세로로 답을 해 십자말을 풀어 보세요.

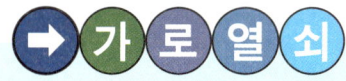

➡️ 가로 열쇠

❷ 초등학교와 고등학교 사이에 중등 보통 교육을 하기 위한 학교 (예 초등학교 → ○○○ → 고등학교)

❹ 성장을 촉진하고 생리적인 과정에 필요한 에너지를 공급하는 영양분이 있는 물질 (예 ○○○를 골고루 섭취해야 한다.)

❺ 금융 기관에서, 예금한 사람에게 출납의 상태를 적어 주는 장부 (예 다달이 ○○에 돈을 넣는다.)

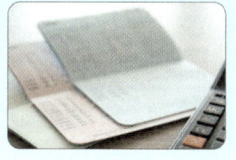

⬇️ 세로 열쇠

❶ 수영을 할 수 있도록 일정한 시설을 갖춘 곳

❸ '중기업'과 '소기업'을 아울러 이르는 말

❻ 소식을 전함. (예 지하라 ○○ 상태가 나쁘다.)

◆ 서로 다른 그림 **5**곳을 찾아 주세요.

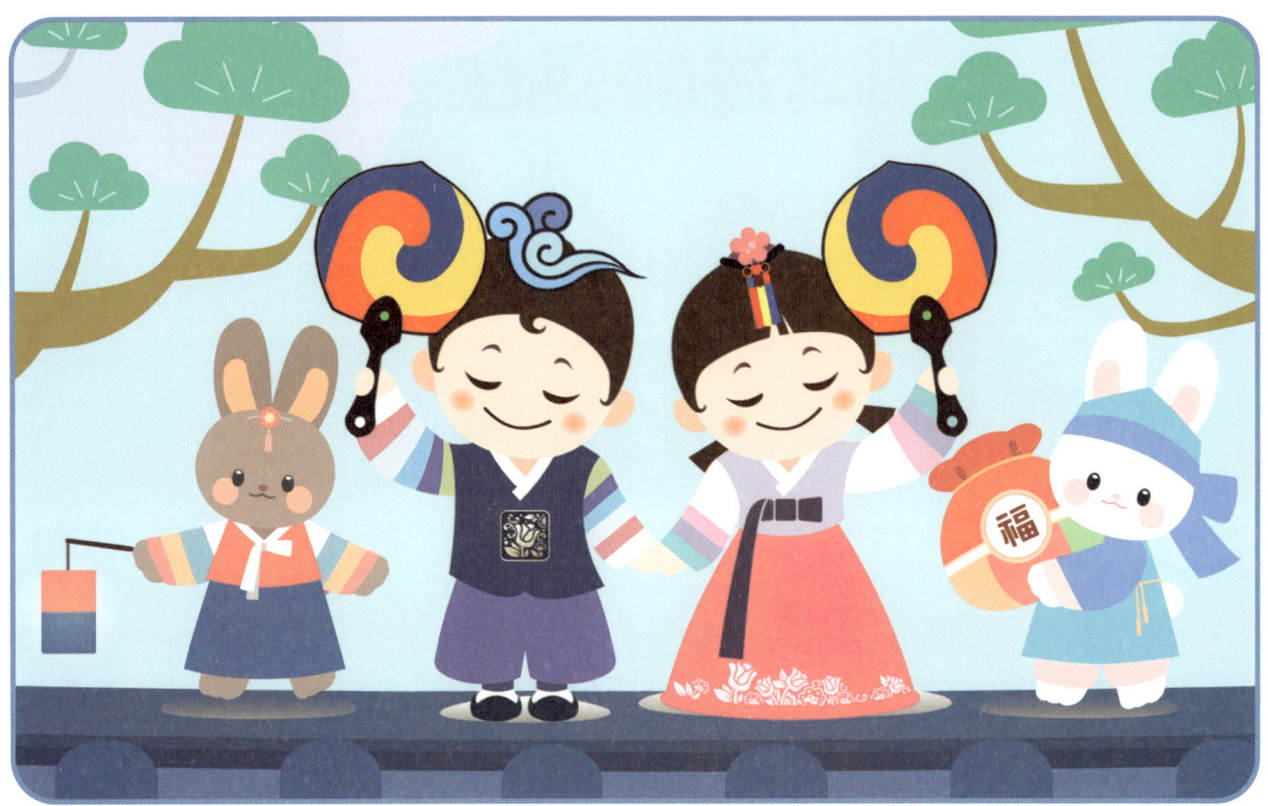

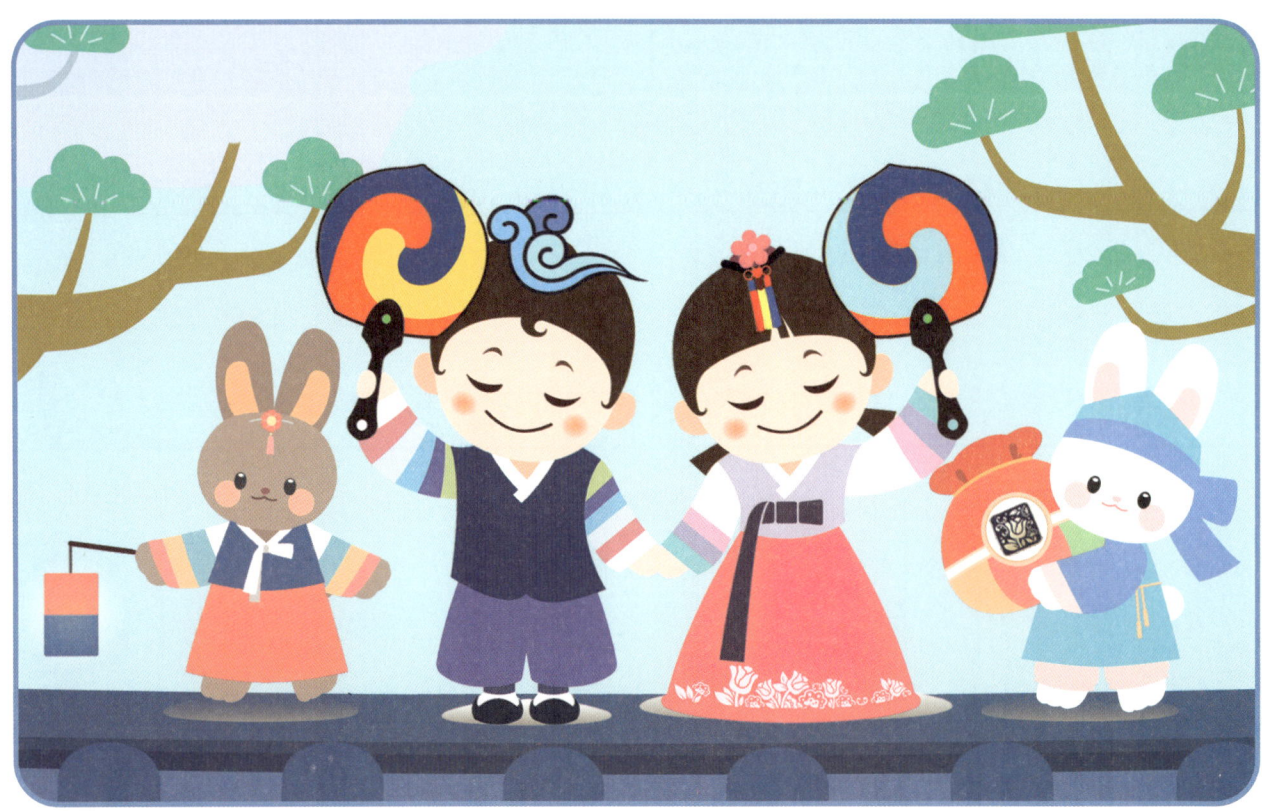

◈ 계산 결과와 같은 수의 색으로 칠해 주세요.

5	10	15	20	25	30	35

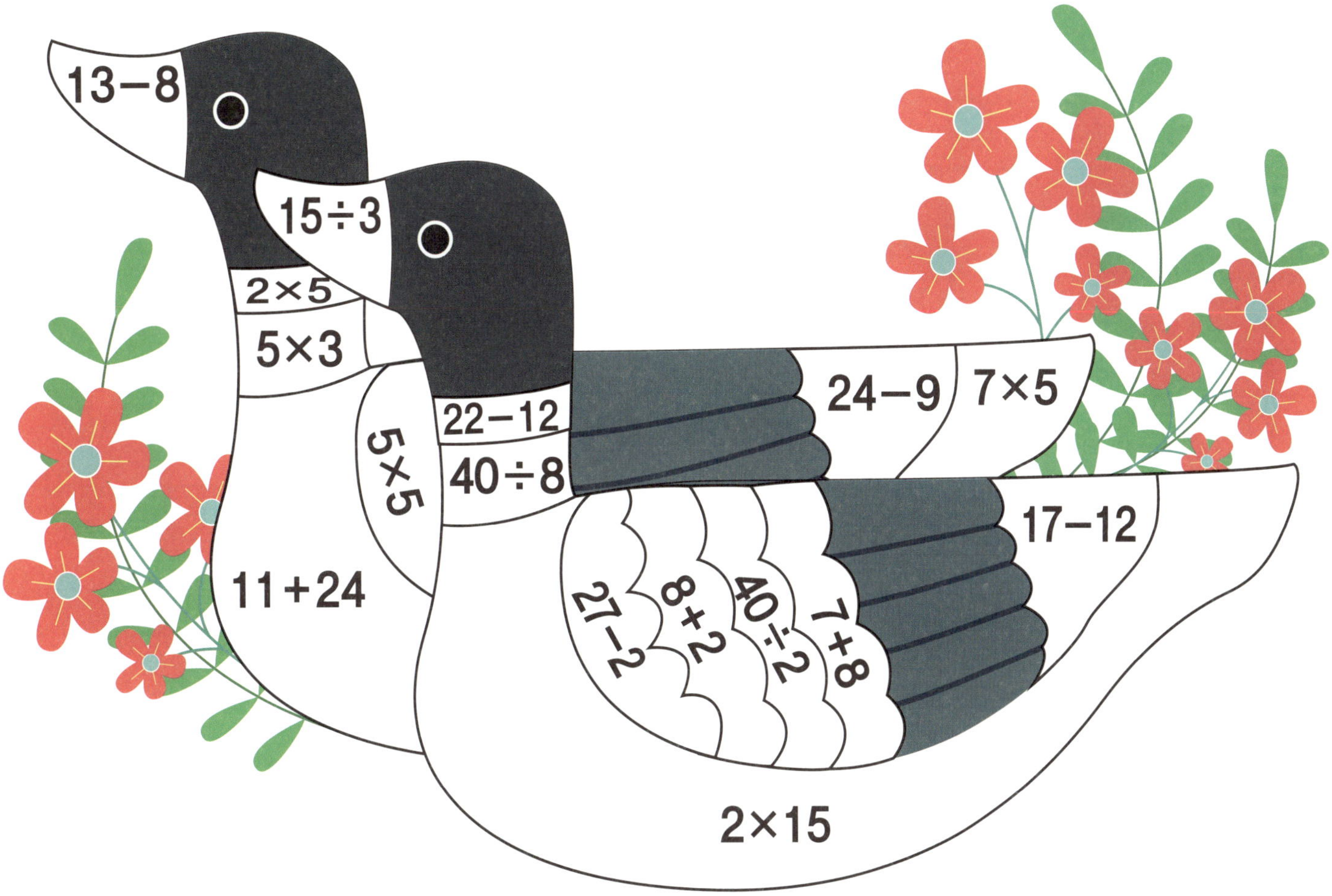

14회 오늘의 기록

정답은 105쪽에 있습니다.

오늘 날짜	매일 3분 운동을 했나요?(6~9쪽)	틀린 문제 확인했나요?	내 사인
년 월 일			

누구나 좋아하는 **공기놀이**입니다.
숨은 그림 **8**개를 찾아 보세요.

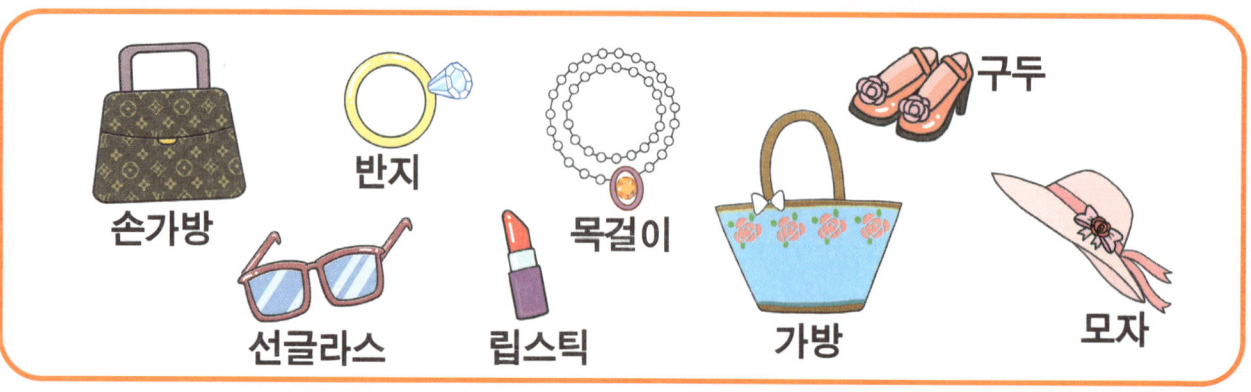

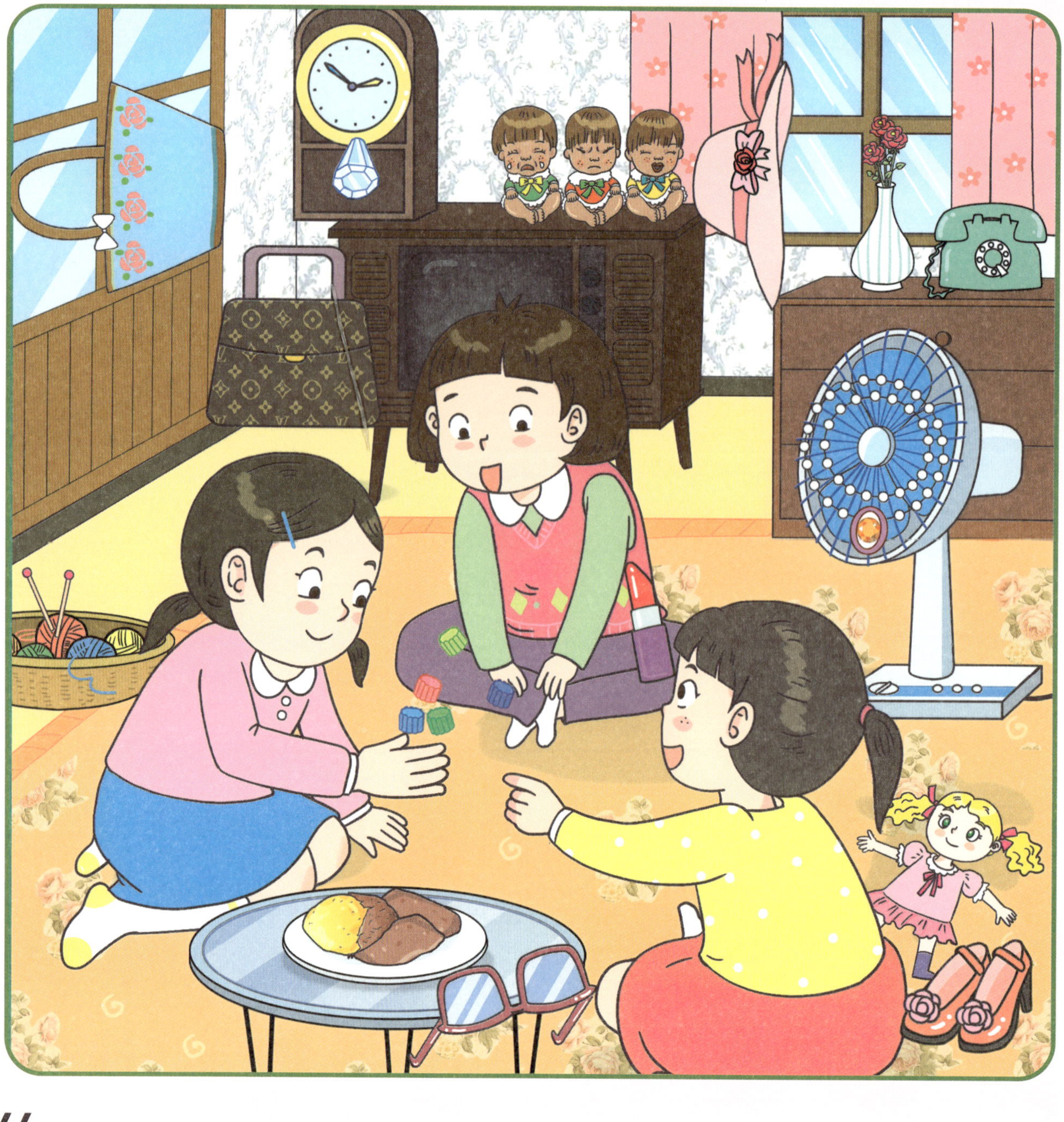

◆ 좌우가 바뀐 한글을 바르게 다시 써 주세요.

1. 응딤병딤 →
2. 하느비더럼 →
3. 흘달에범끄 →
4. 꽃솜밤추위 →
5. 가서비쉬시 →
6. 콜닙움콩 →
7. 만리성상항 →
8. 무학도조차 →
9. 동주필주치 →
10. 홍길동차 →

67

◆ 〈보기〉 그림에 들어간 조각과 같은 조각을 찾아 주세요. (   )

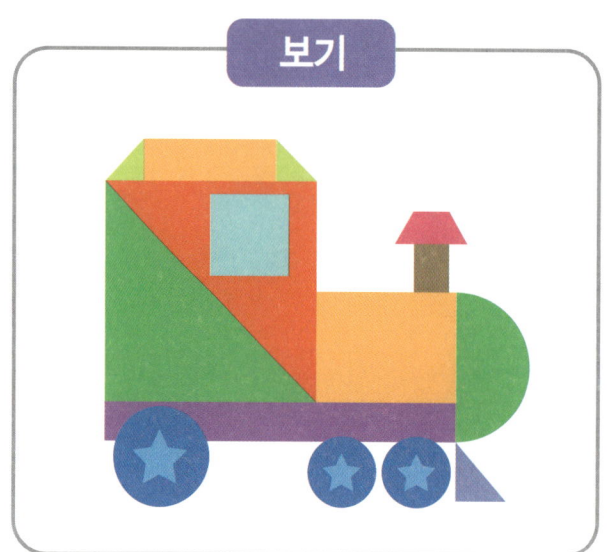

①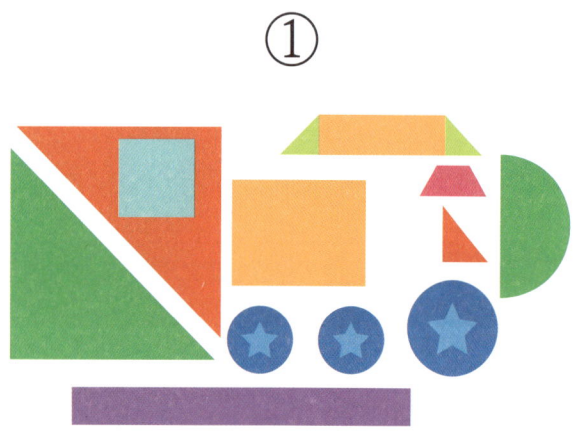

②

③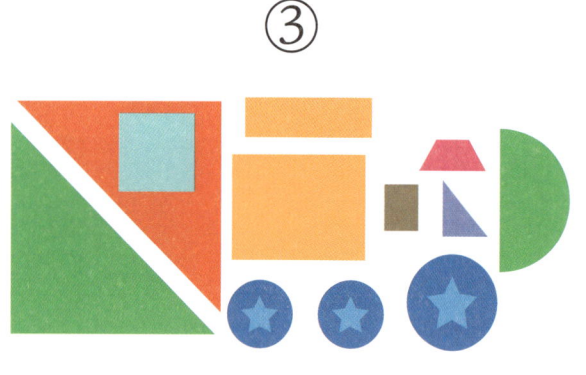

④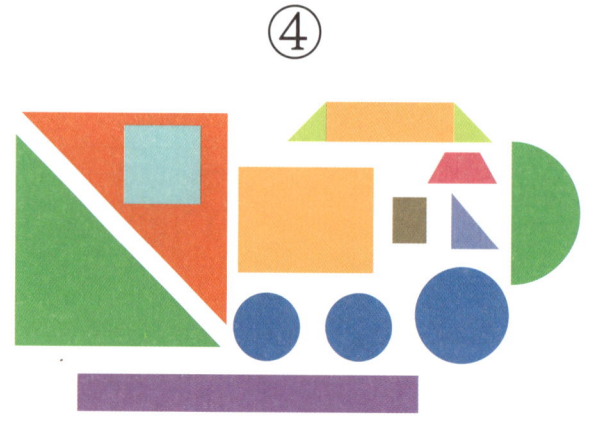

◆ 나머지 반쪽의 사진을 찾아 선을 이어 주세요.

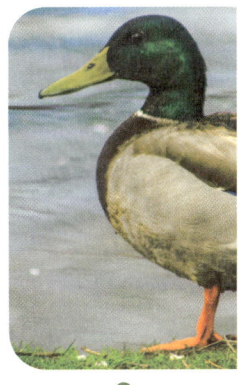 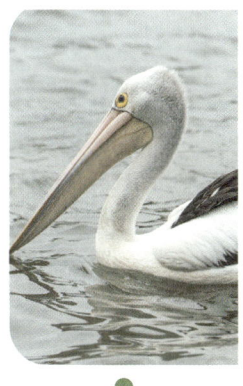 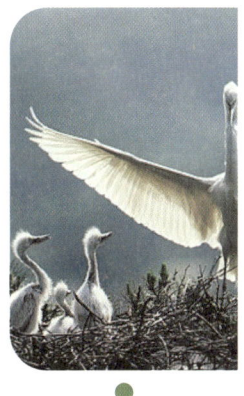 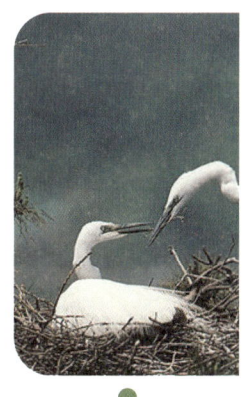 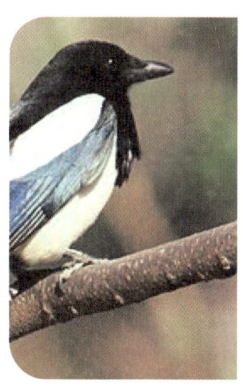

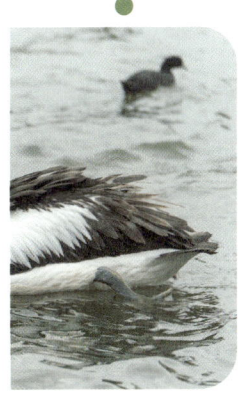 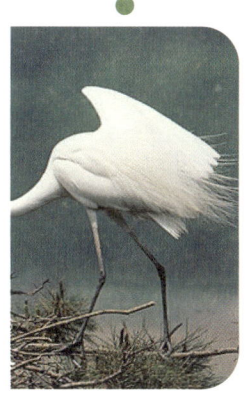 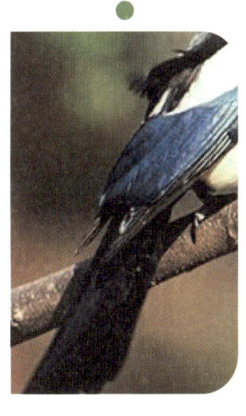 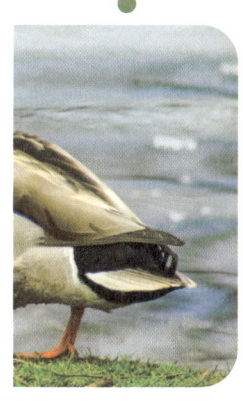 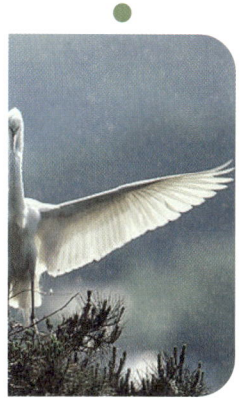

15회 오늘의 기록

정답은 106쪽에 있습니다.

오늘 날짜	매일 3분 운동을 했나요?(6~9쪽)	틀린 문제 확인했나요?	내 사인
년 월 일			

16회

빈칸에 적힌 숫자를 보고, 책의 뒤에서 같은 숫자가 적힌 색깔과 도형의 스티커를 찾은 다음 위치에 붙여 주면 그림이 완성됩니다.

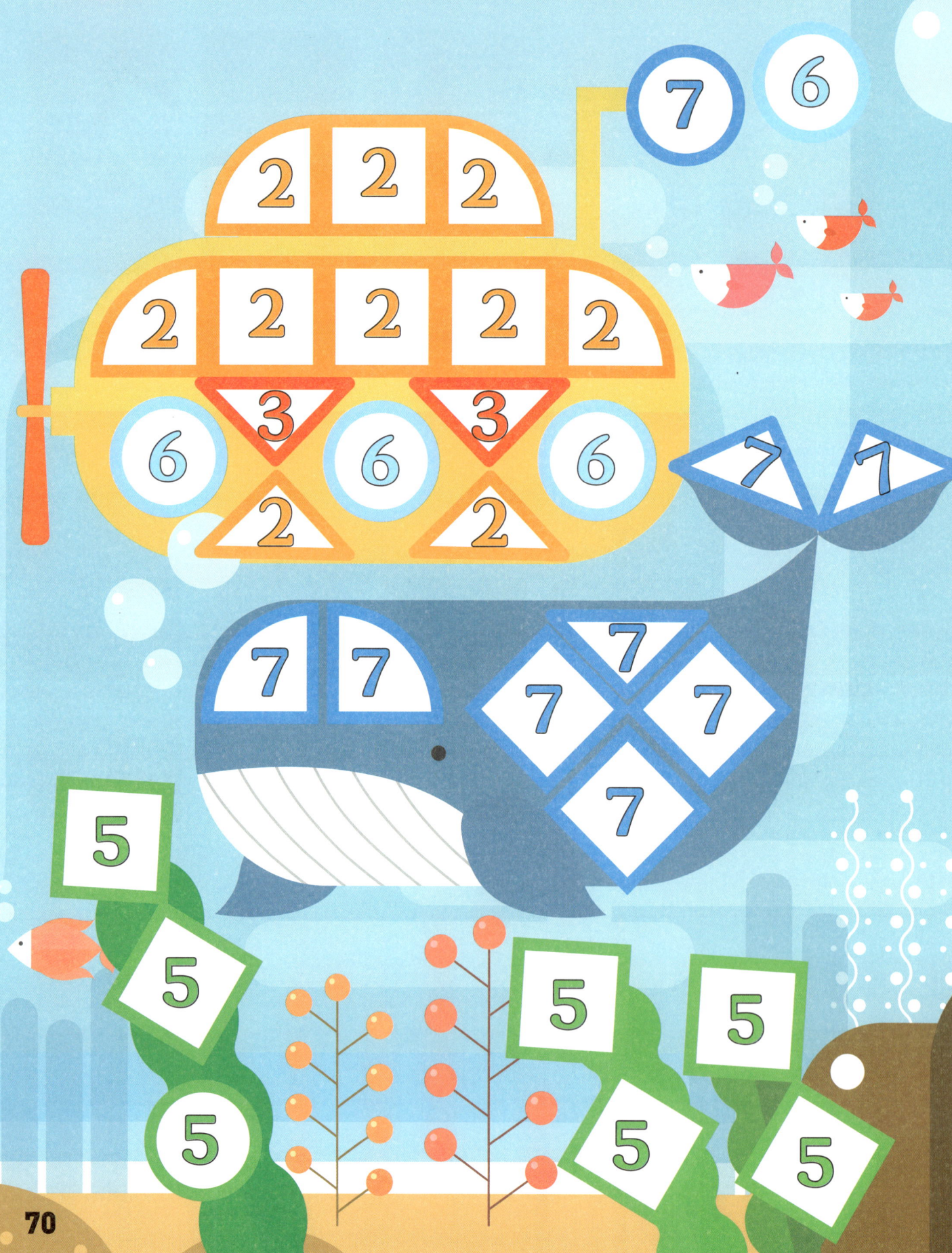

◈ 보석의 수를 세어 5개일 때 正로 나타냈습니다. 보석이 각각 몇 개인지 숫자로 써 보세요.

一 … 1개
丅 … 2개
下 … 3개
正 … 4개
正 … 5개

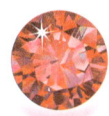

正丅

_____ 개

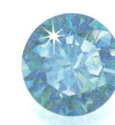

正正

_____ 개

正正
正

_____ 개

正正
正一

_____ 개

正正
正下

_____ 개

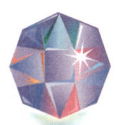

正正正
正一

_____ 개

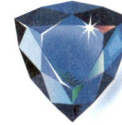

正正正
正正

_____ 개

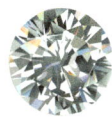

正正正
正正正

_____ 개

71

◆ 끝말잇기 놀이를 해 보세요.

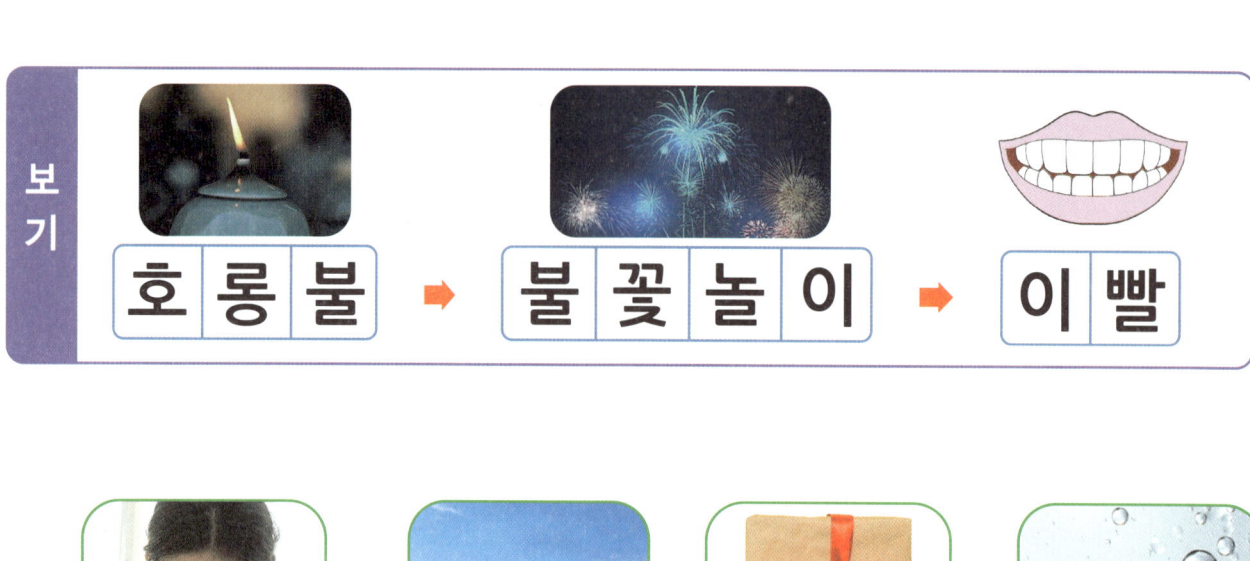

보기: 호롱불 ➡ 불꽃놀이 ➡ 이빨

① 세수 ➡ ☐☐☐ ➡ ☐☐ ➡ ☐☐

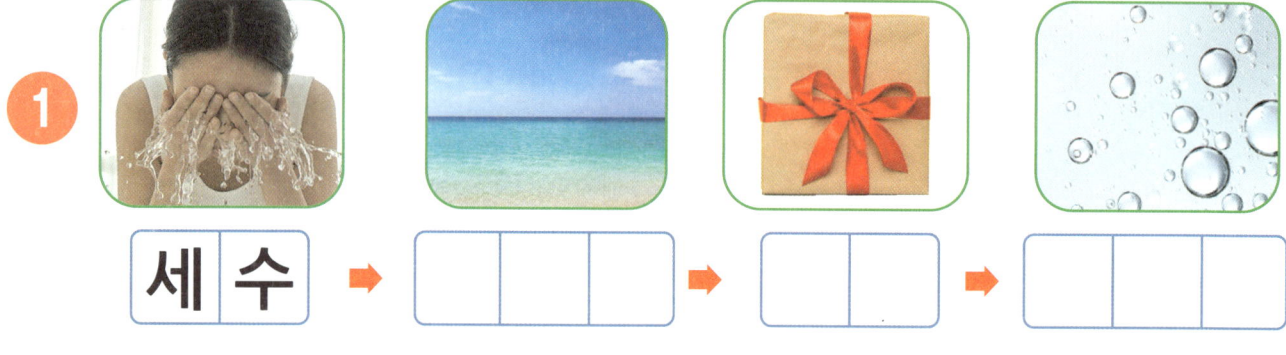

② 가방 ➡ ☐☐ ➡ ☐☐ ➡ ☐☐☐☐

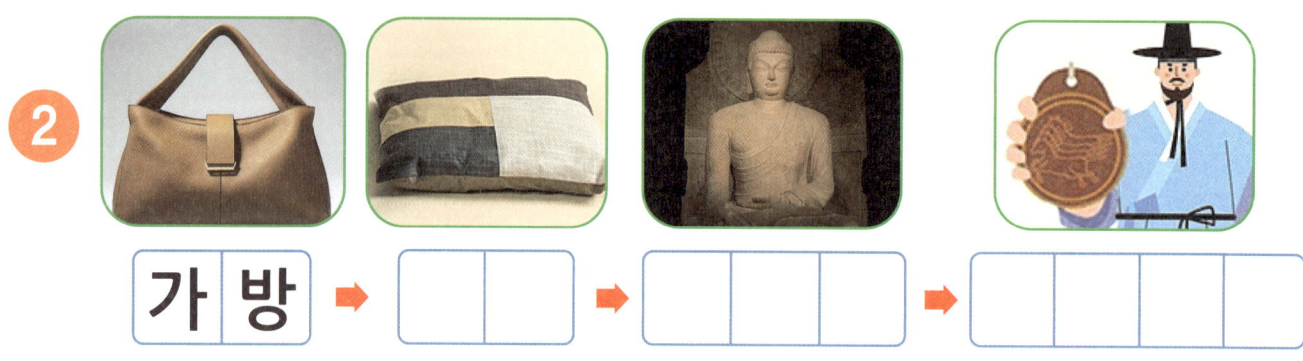

③ 의사 ➡ ☐☐ ➡ ☐☐ ➡ ☐☐

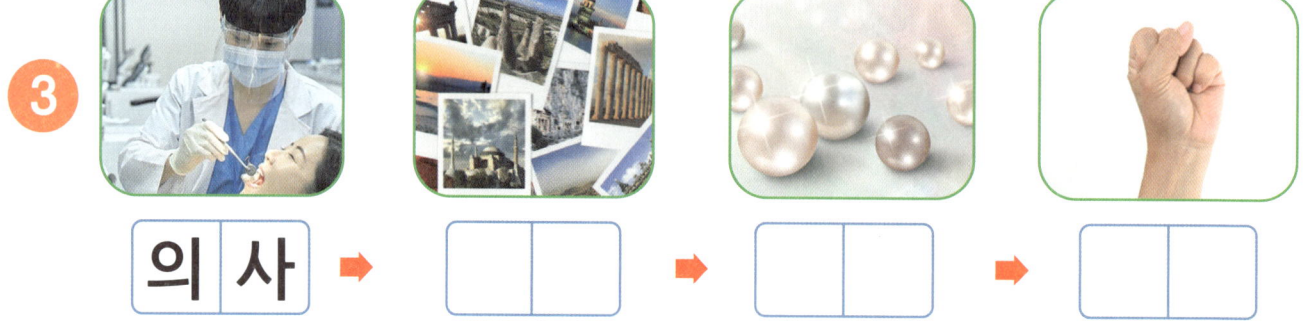

◆ 각 그림의 그림자를 연결해 주세요.

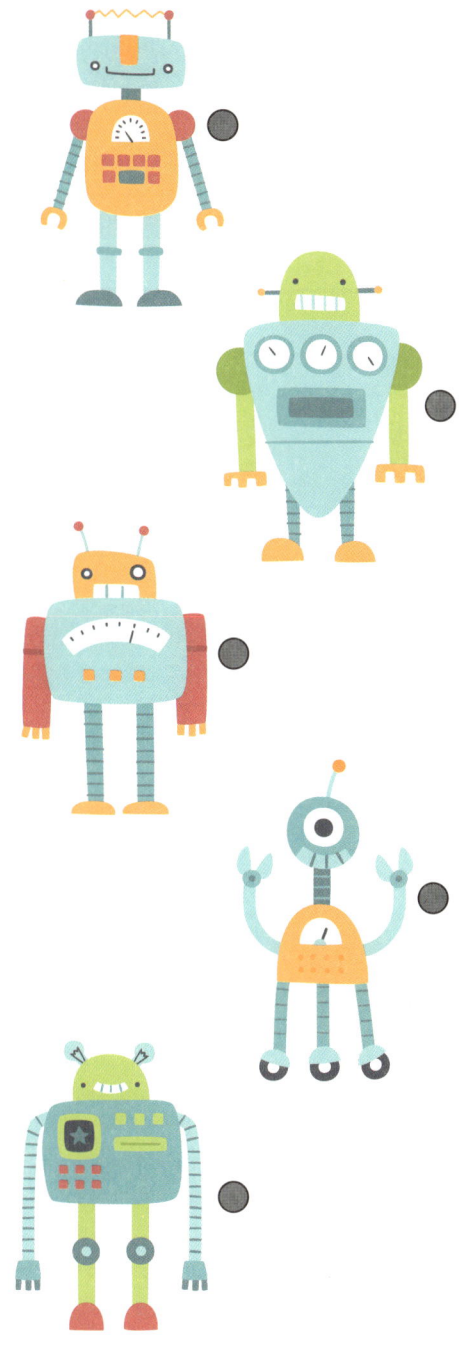
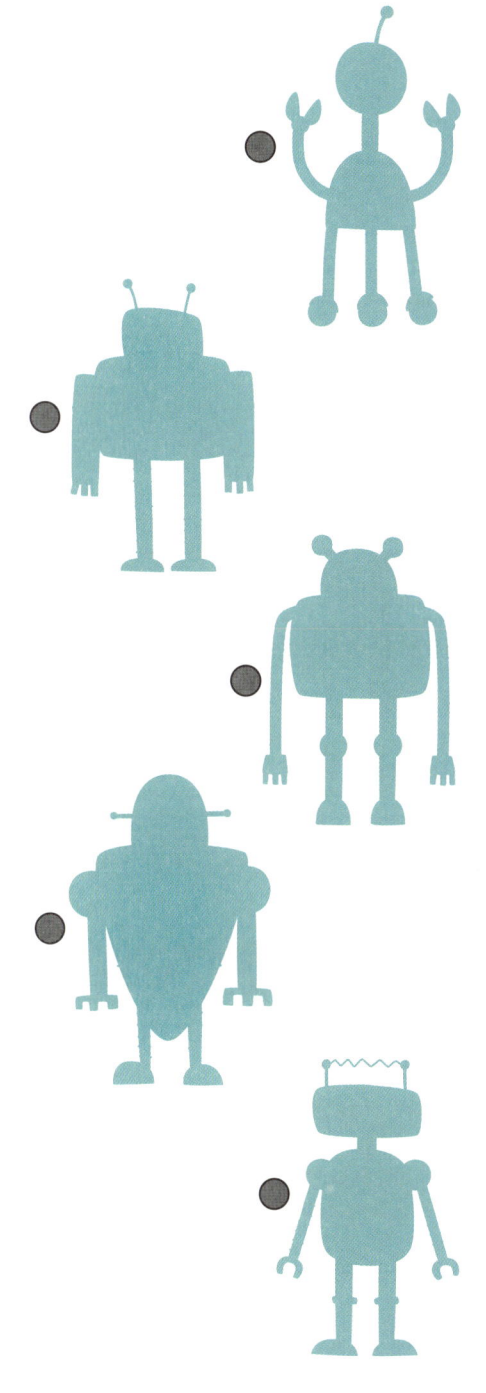

16회 오늘의 기록

정답은 107쪽에 있습니다.

오늘 날짜	매일 3분 운동을 했나요?(6~9쪽)	틀린 문제 확인했나요?	내 사인
년 월 일			

17 회

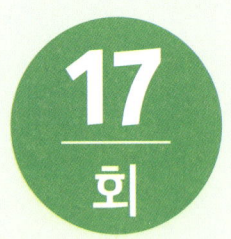

친구들이 많이 모이면 둘러 앉아 하던 놀이 **수건돌리기**입니다. 숨은 그림 **8**개를 찾아 보세요.

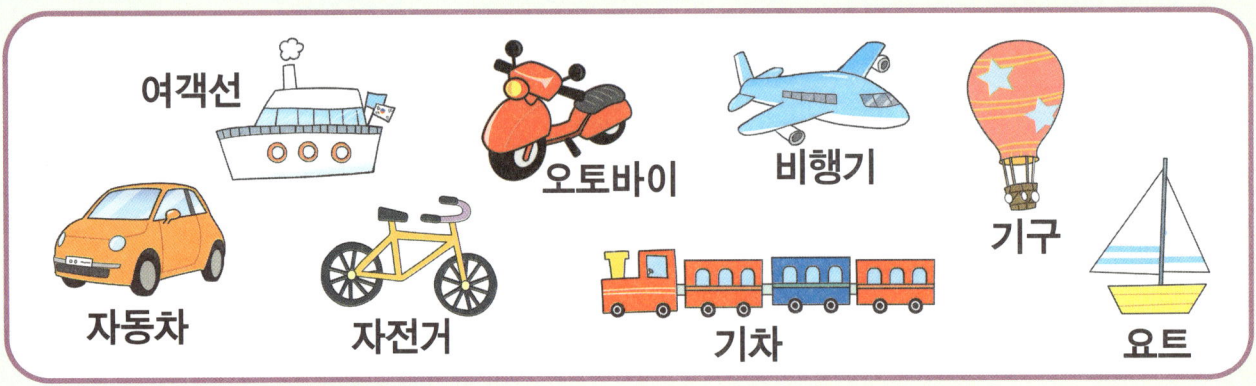

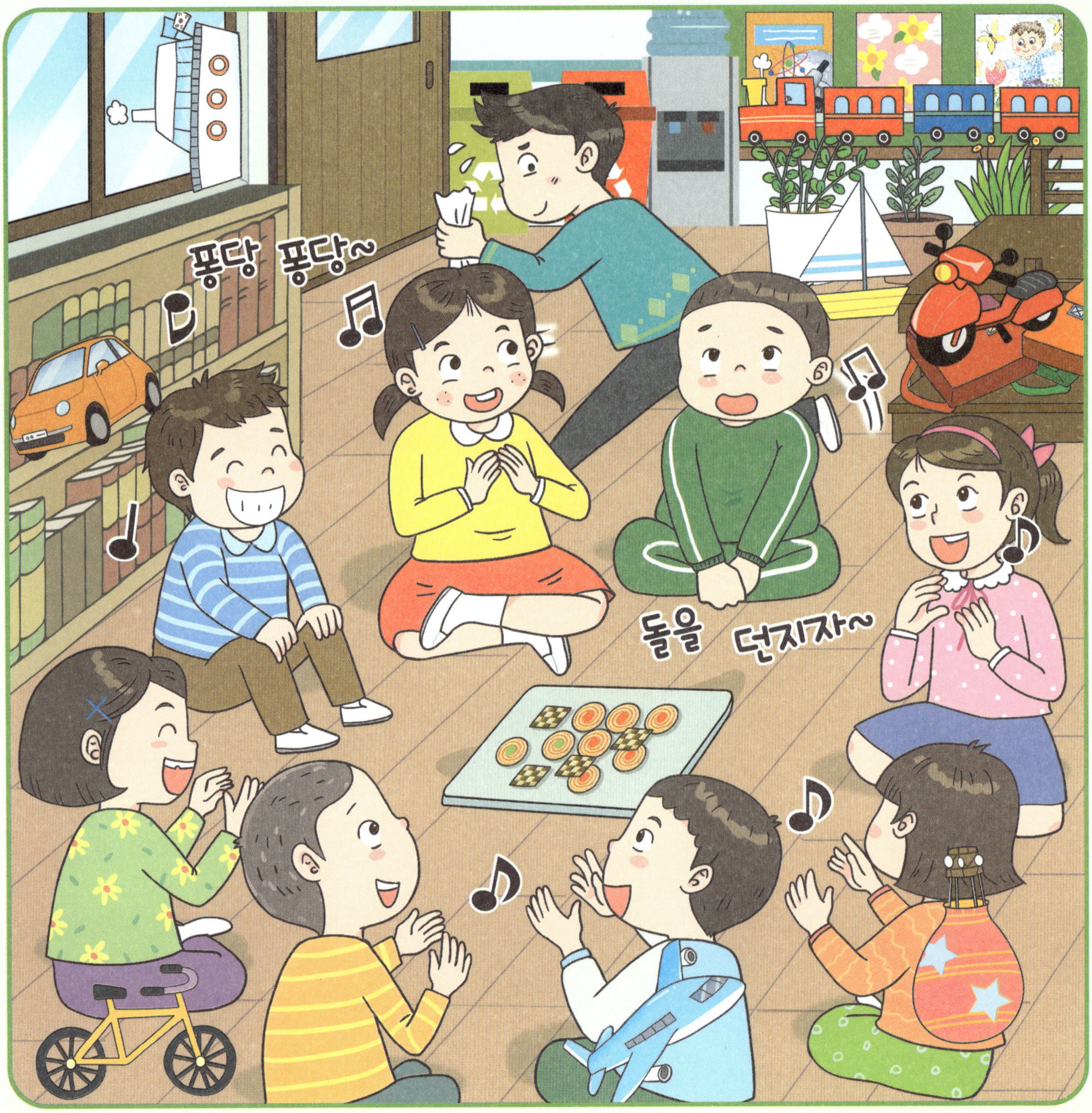

◆ 빈칸에 순서에 알맞은 숫자를 써 넣으세요.

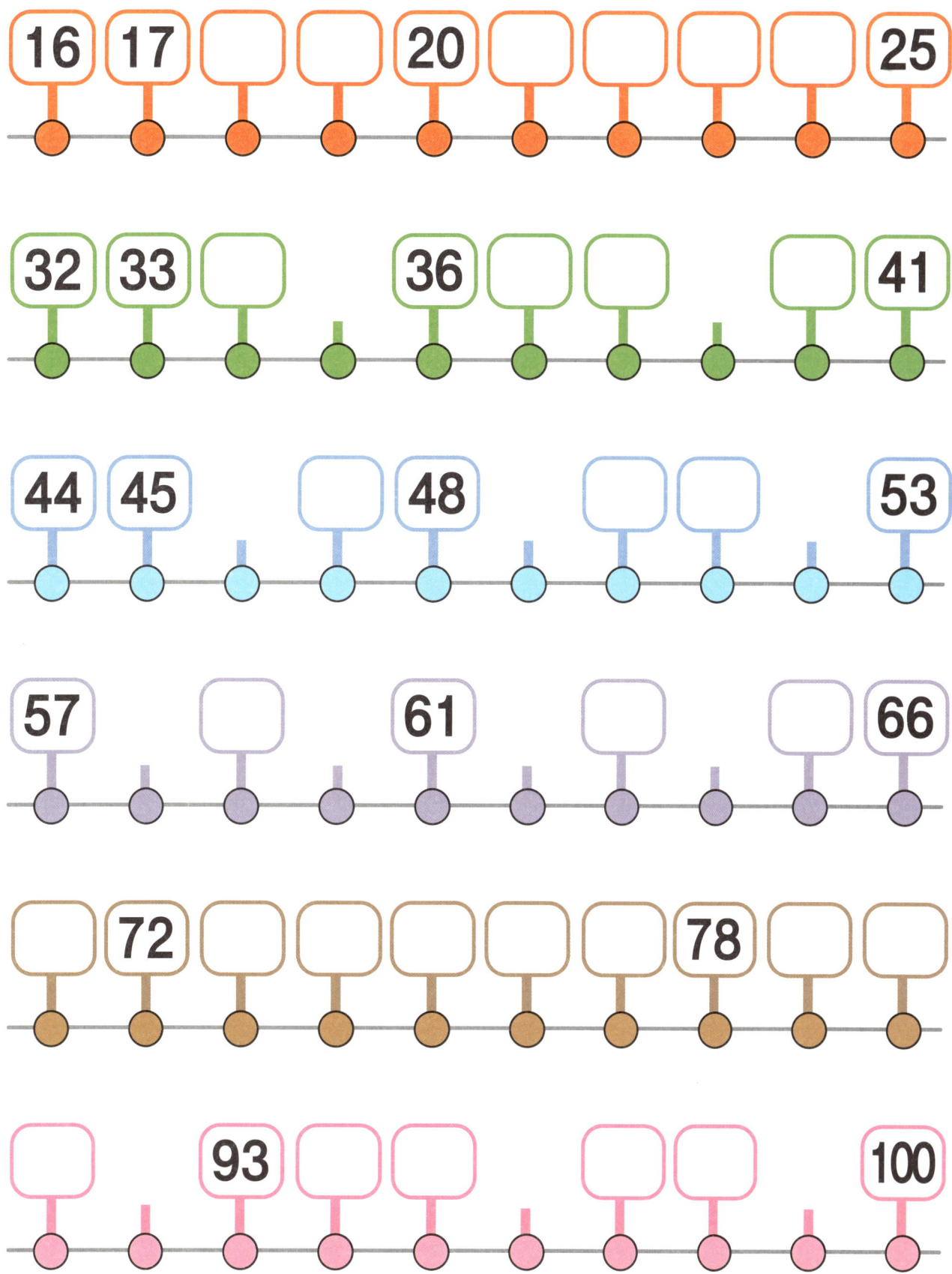

◈ 권태응의 「어린 보리싹」을 소리 내어 읽고 천천히 따라 써 보세요.

곡식을 다 걷어간 텅 빈 들판에

찬 바람 우수수 쓸쓸도 한데

뾰족뾰족 새파란 어린 보리싹

햇볕 쬐며 소곤소곤 의논이지요

닥쳐오는 겨울을 추운 겨울을

그 어떻게 견딜까 이겨 나갈까?

까마귀도 밭고랑에 모여 앉아서

서로 같이 근심스레 의논이지요

17회 오늘의 기록

정답은 108쪽에 있습니다.

오늘 날짜	매일 3분 운동을 했나요?(6~9쪽)	틀린 문제 확인했나요?	내 사인
년 월 일			

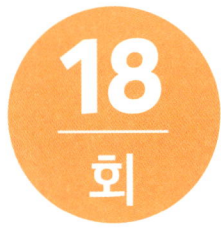

18회 빈칸에 적힌 숫자를 보고, 책의 뒤에서 같은 숫자가 적힌 색깔과 도형의 스티커를 찾은 다음 위치에 붙여 주면 그림이 완성됩니다.

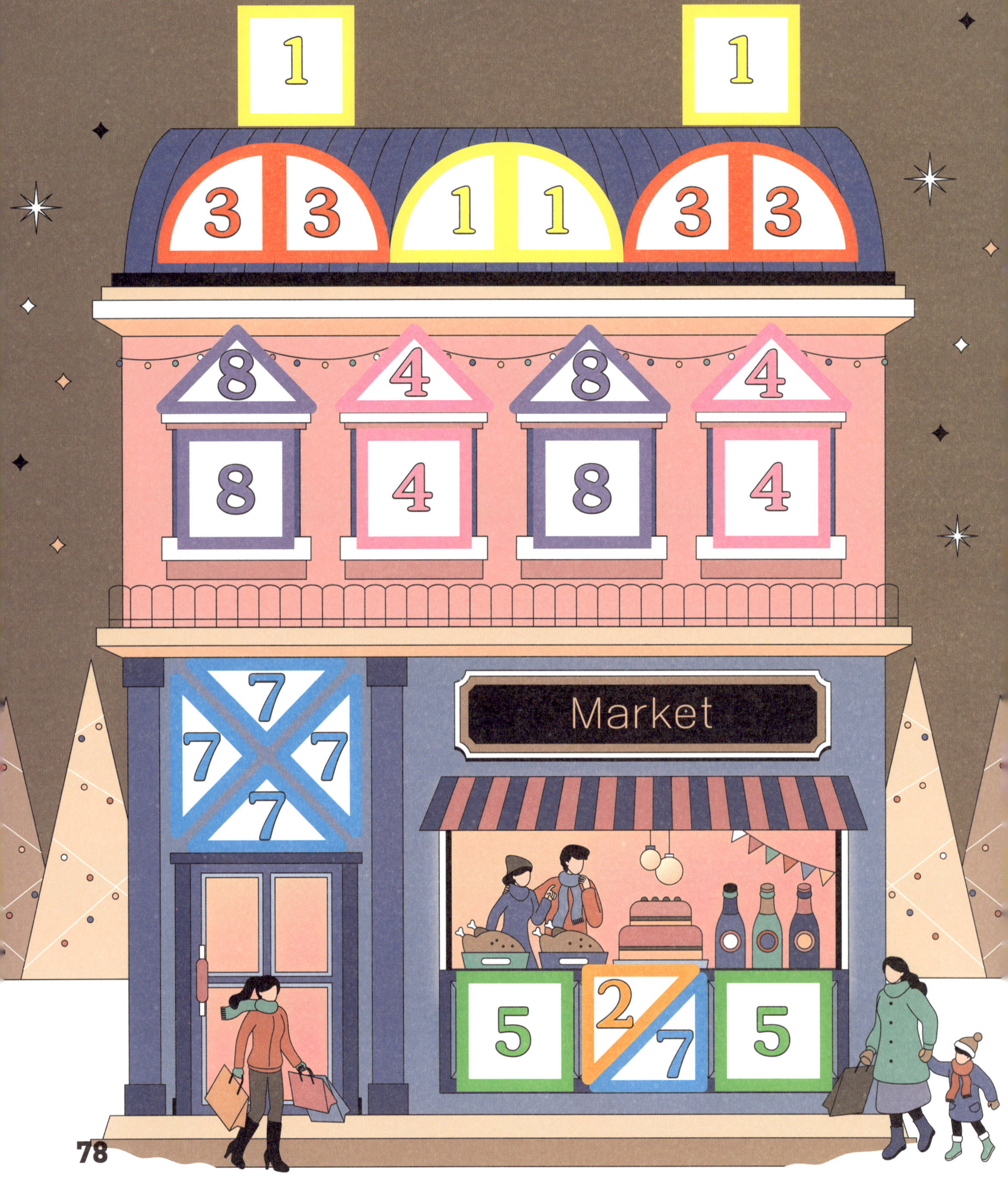

◆ 점선의 글자를 따라 쓴 후, 가로 열쇠의 뜻을 보고 가로로 답하고, 세로 열쇠의 뜻을 보고 세로로 답을 해 십자말을 풀어 보세요.

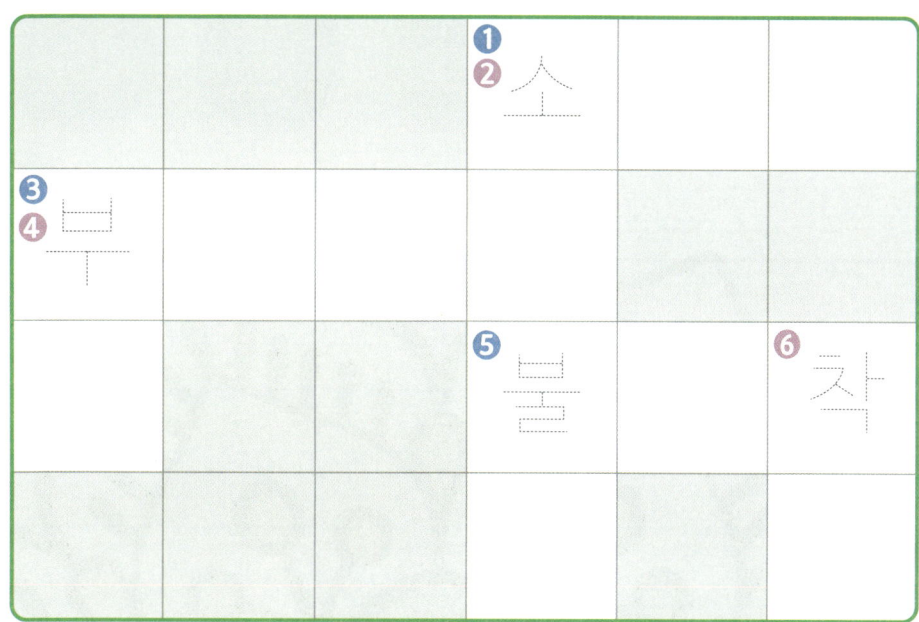

❶ 물건들을 소비하는 사람 (예 생산자와 ○○○의 직거래 / ○○○단체)

❸ 재산이 많고 지위가 높으며 귀하게 되어서 세상에 드러나 온갖 영광을 누림. (예 ○○○○를 누리다.)

❺ 비행기가 비행 도중 기관 고장이나 기상 악화, 연료 부족 따위로 목적지에 이르기 전에 예정되지 않은 장소에 착륙함.
(예 헬기가 엔진 고장으로 ○○○했으나 인명 피해는 없었다.)

⬇ 세로열쇠

❷ 먹은 음식을 위나 창자에서 잘 받아들이지 못하여 영양분을 흡수하지 못하는 증세

❹ 남편과 아내를 아울러 이르는 말

❻ 어떤 사물이나 사실을 실제와 다르게 알거나 생각함.
(예 아는 사람인 줄 ○○했다.)

◈ 집중력 강화 시간입니다. 같은 숫자의 색으로 칠해 주세요.

1 2 3 4 5 6 7

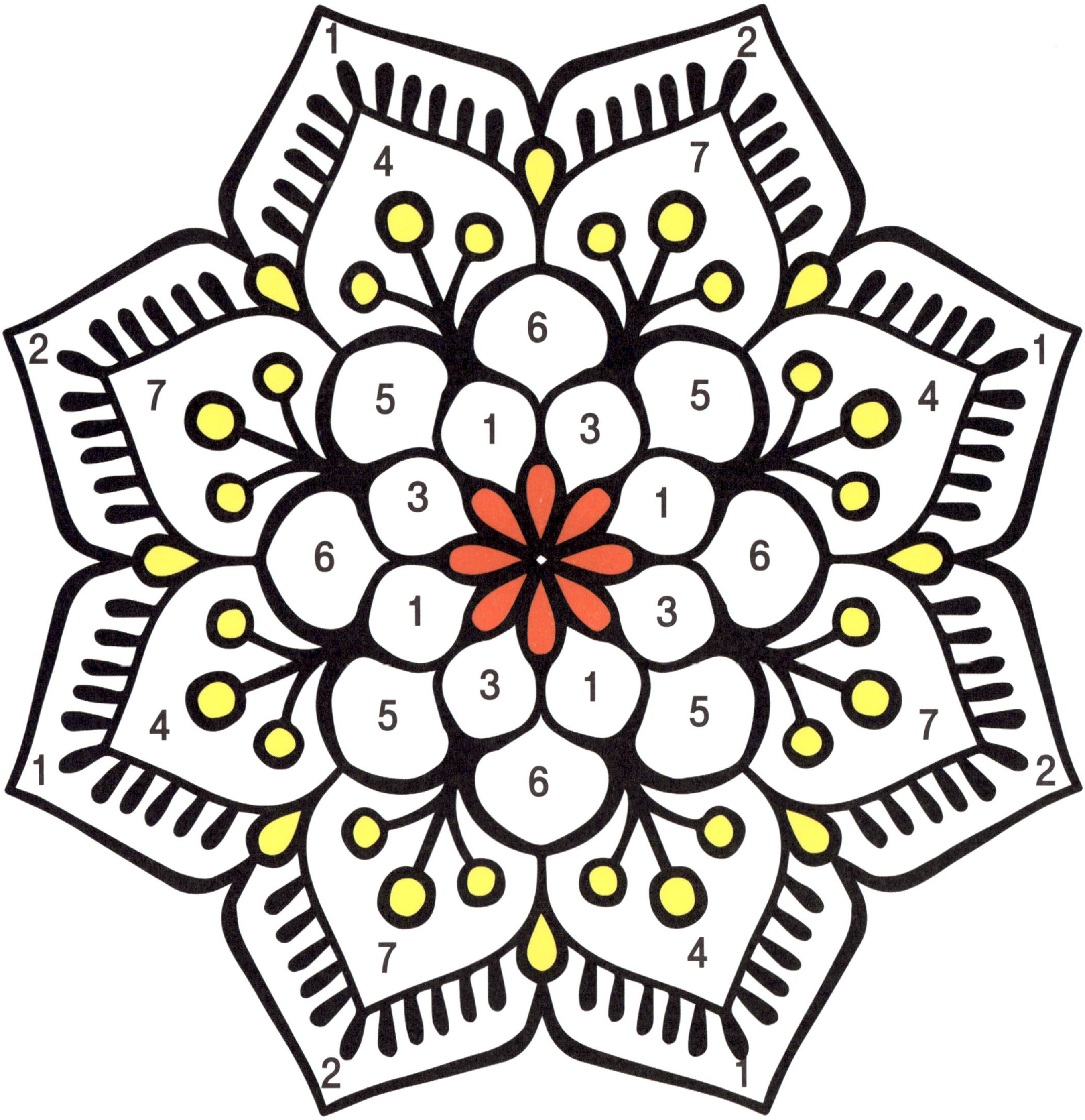

◆ 지갑에 동전과 지폐가 들어 있어요. 각 지갑에 들어 있는 돈은 얼마인가요?

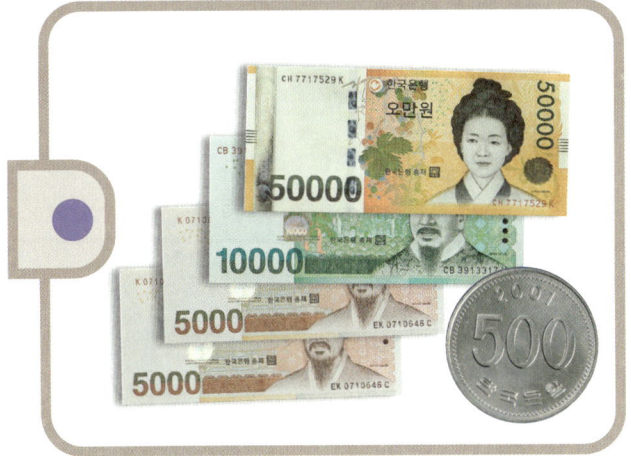

_____ 원

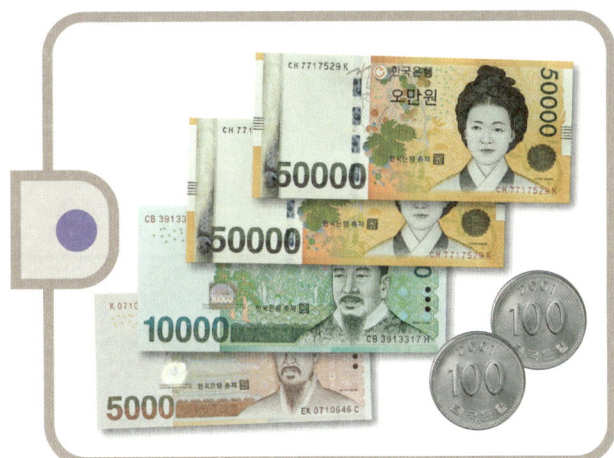

_____ 원

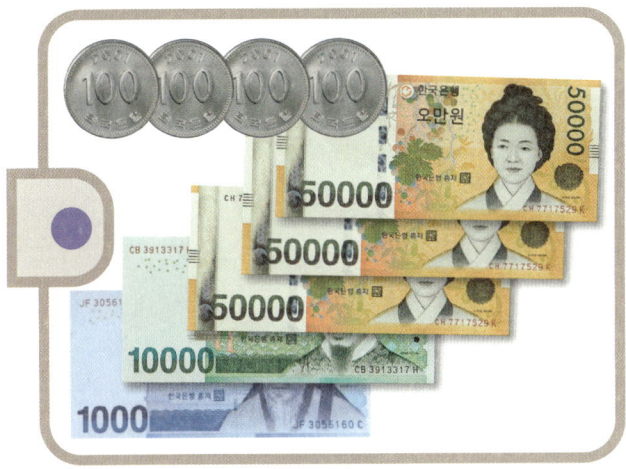

_____ 원

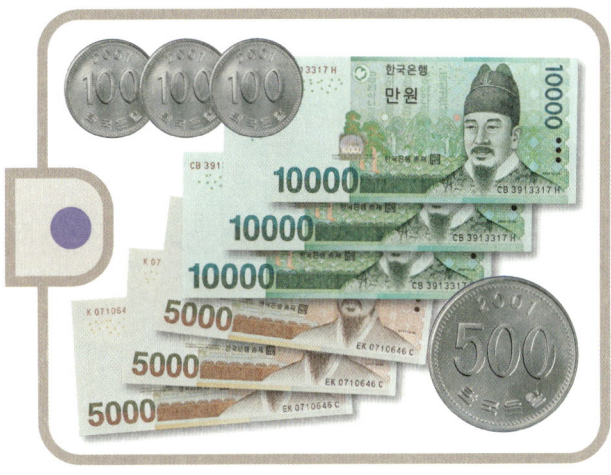

_____ 원

19회

소풍가면 하던 추억 놀이 **보물찾기**입니다.
숨은 그림 **8**개를 찾아 보세요.

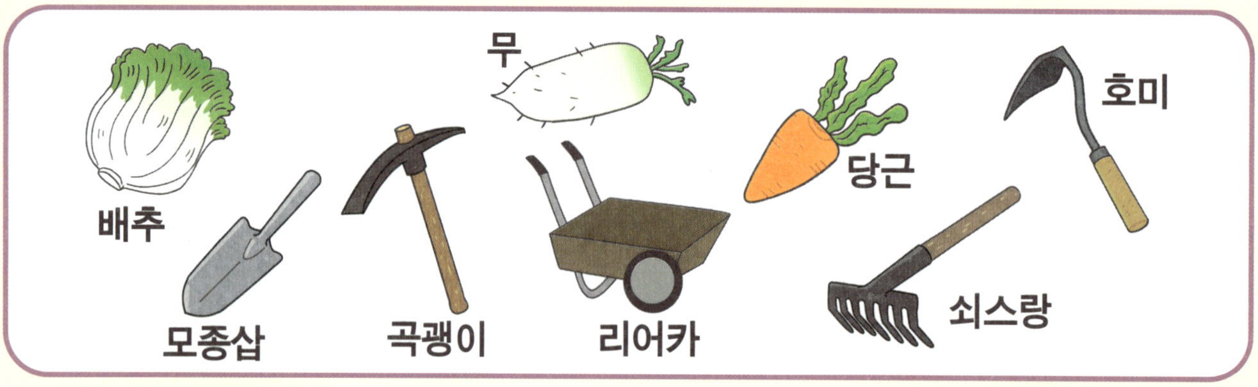

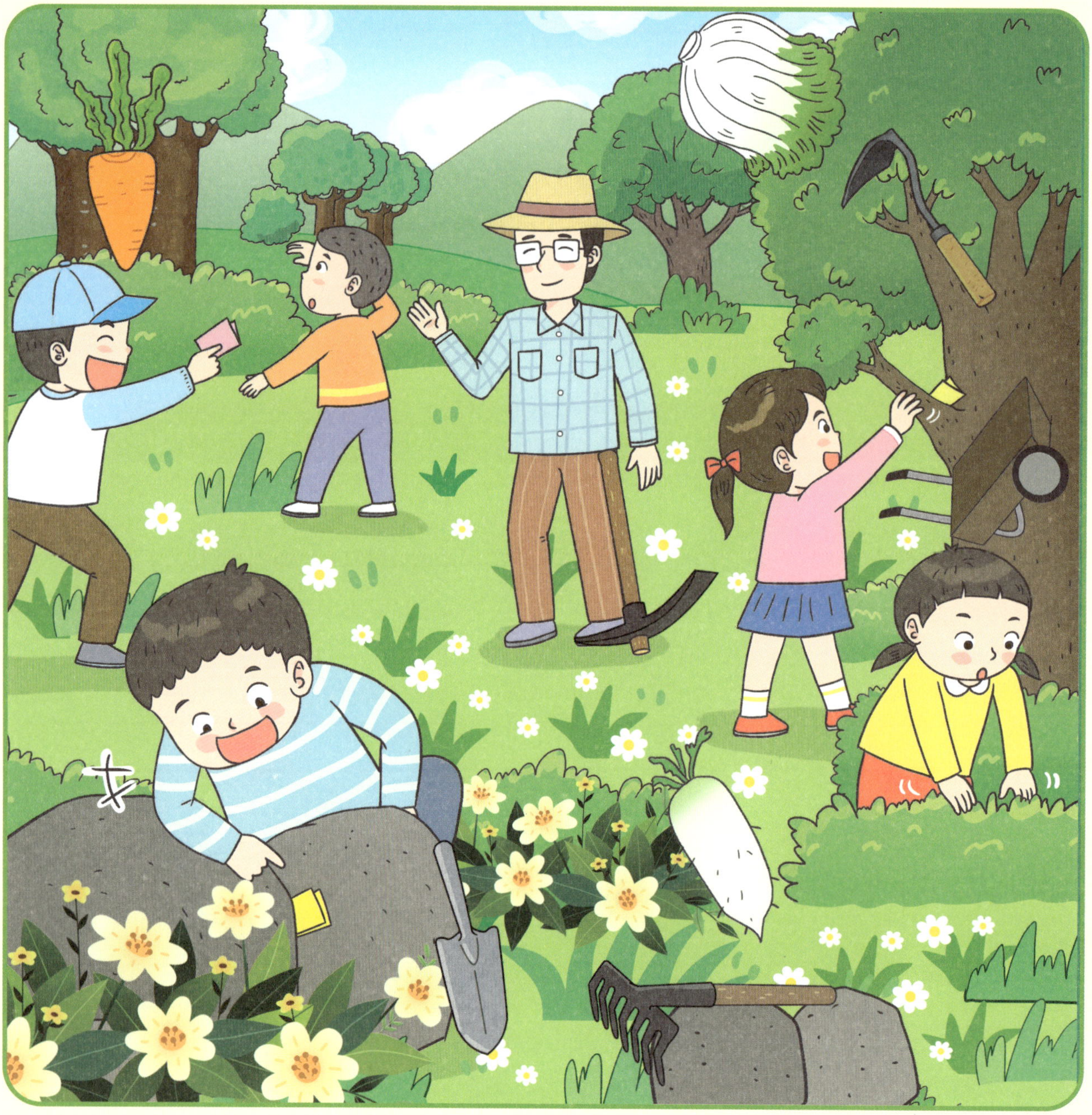

◆ 인어공주가 바다 친구들을 만나러 갑니다. 가는 도중에 장애물이 있으니 조심히 길을 찾아 주세요.

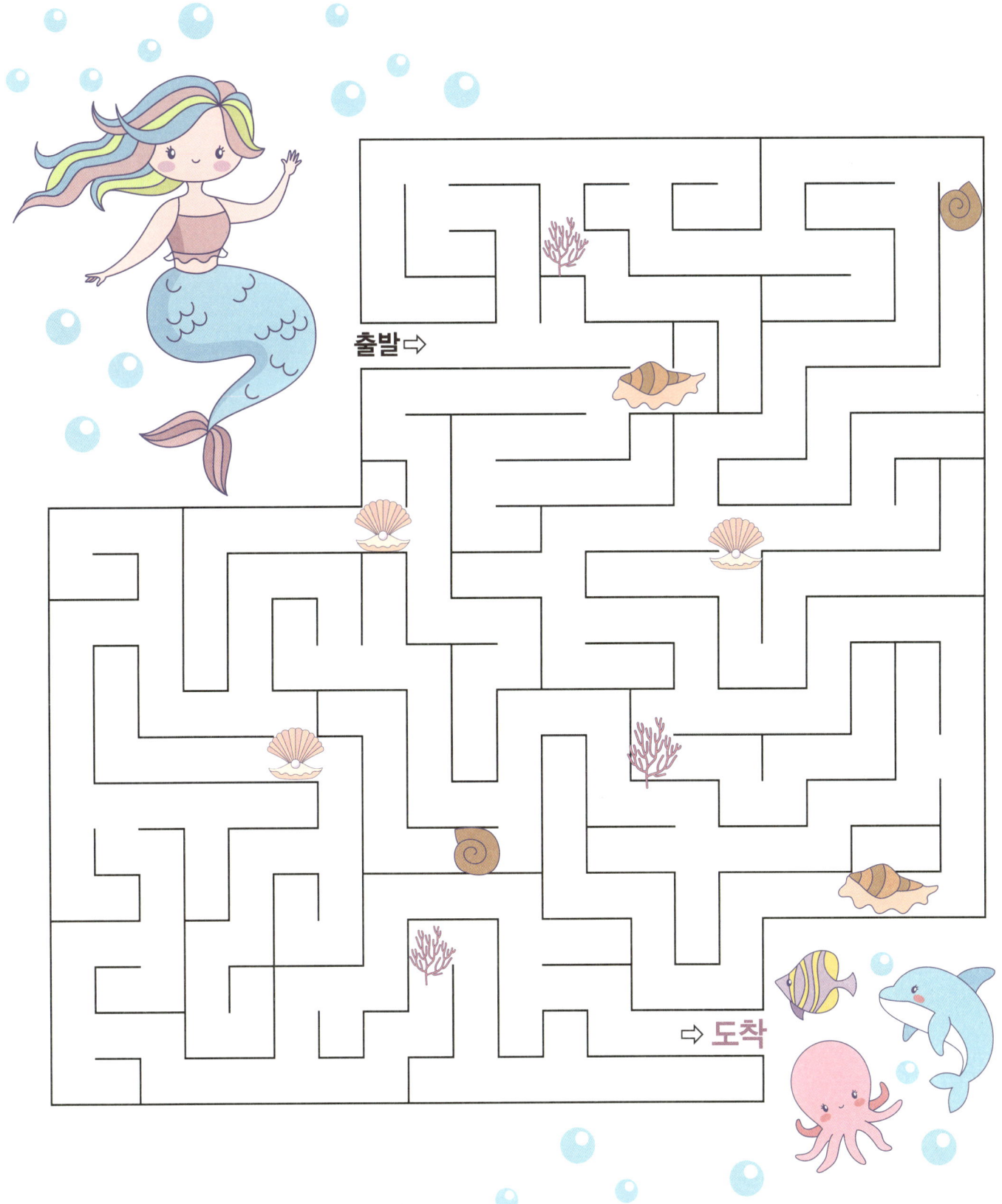

◆ 서로 다른 그림 **7**곳을 찾아 주세요.

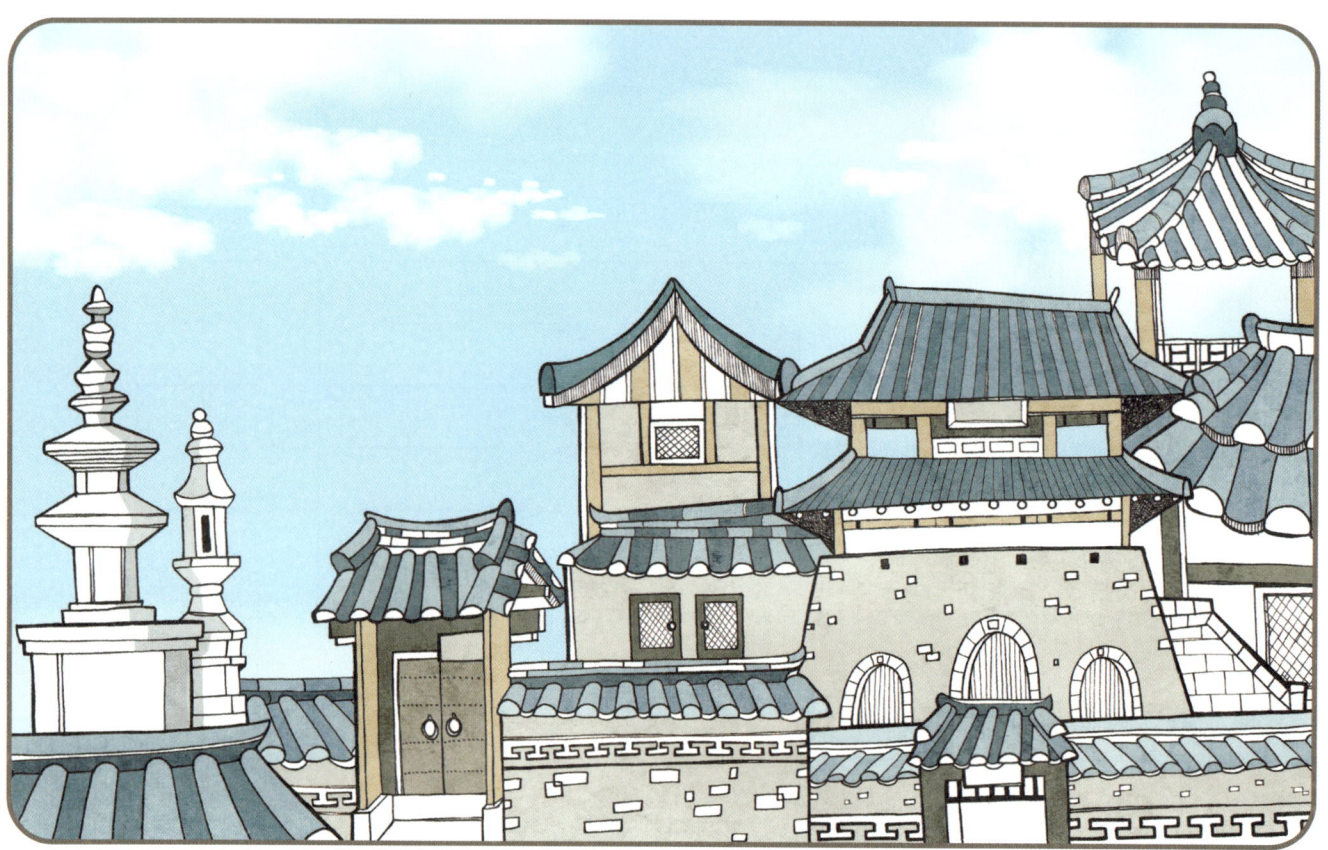

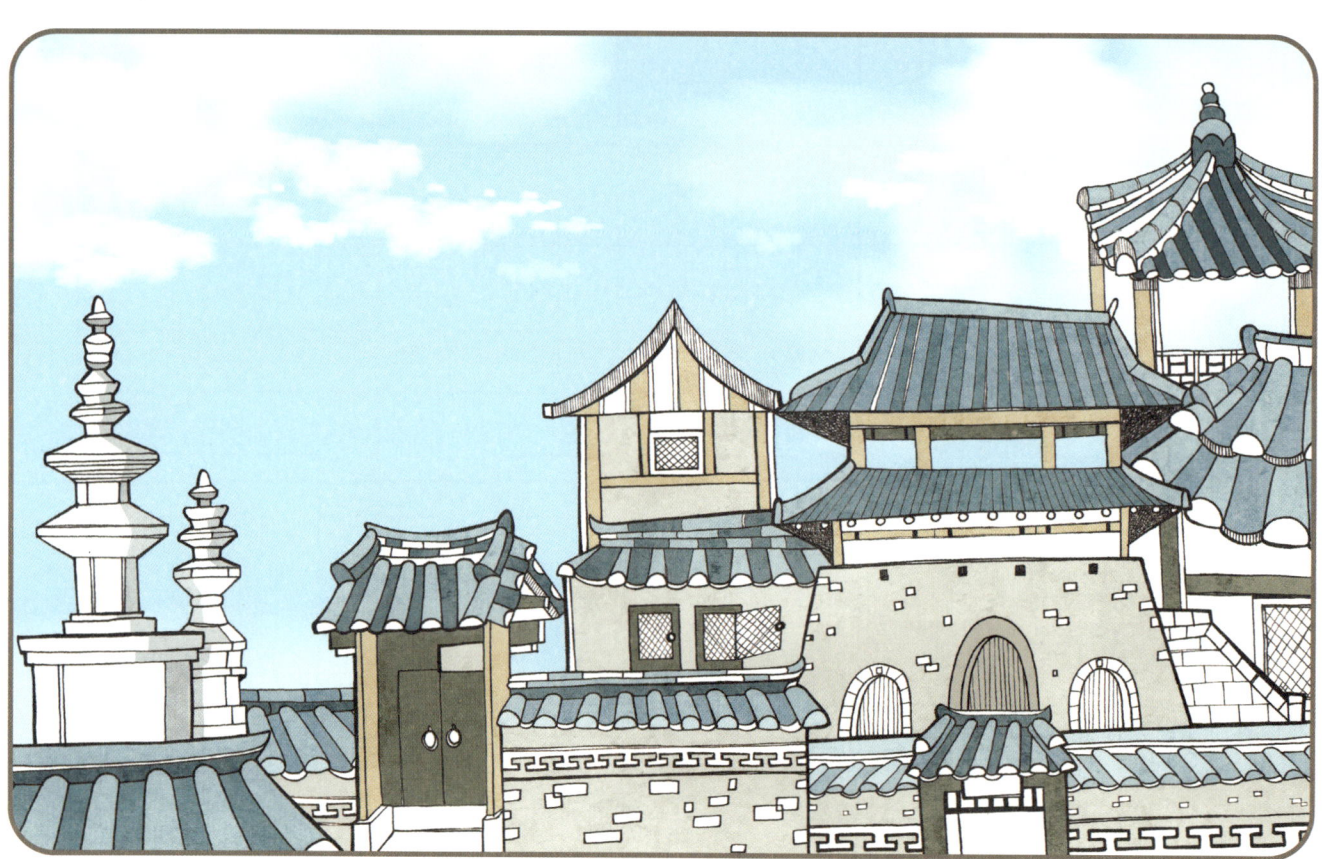

◆ 7 부터 63 까지 7씩 커지는 수를 순서대로 선으로 이으세요.

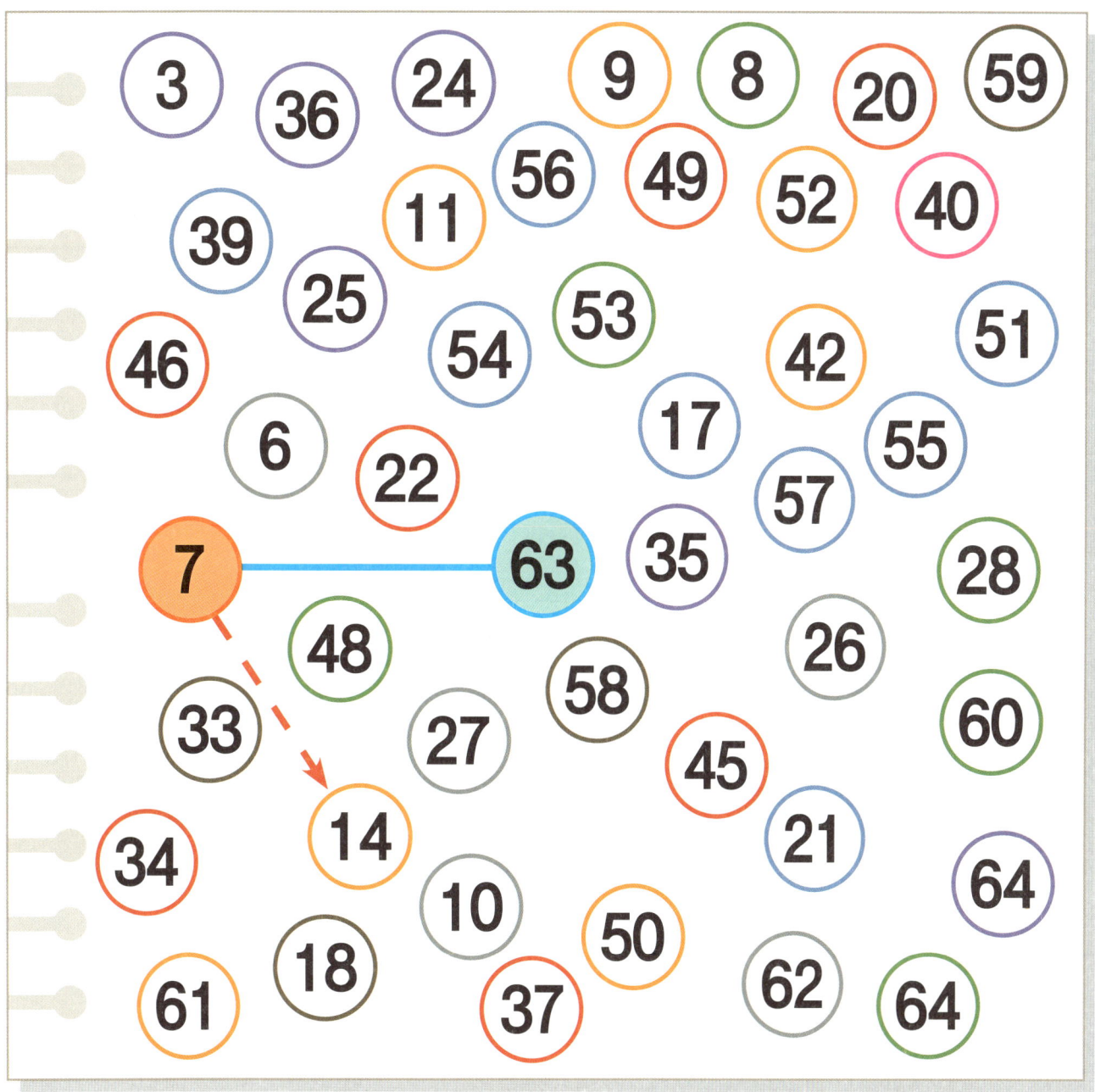

19회 오늘의 기록

정답은 110쪽에 있습니다.

20회

빈칸에 적힌 숫자를 보고, 책의 뒤에서 같은 숫자가 적힌 색깔과 도형의 스티커를 찾은 다음 위치에 붙여 주면 그림이 완성됩니다.

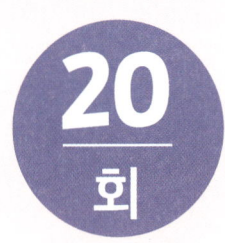

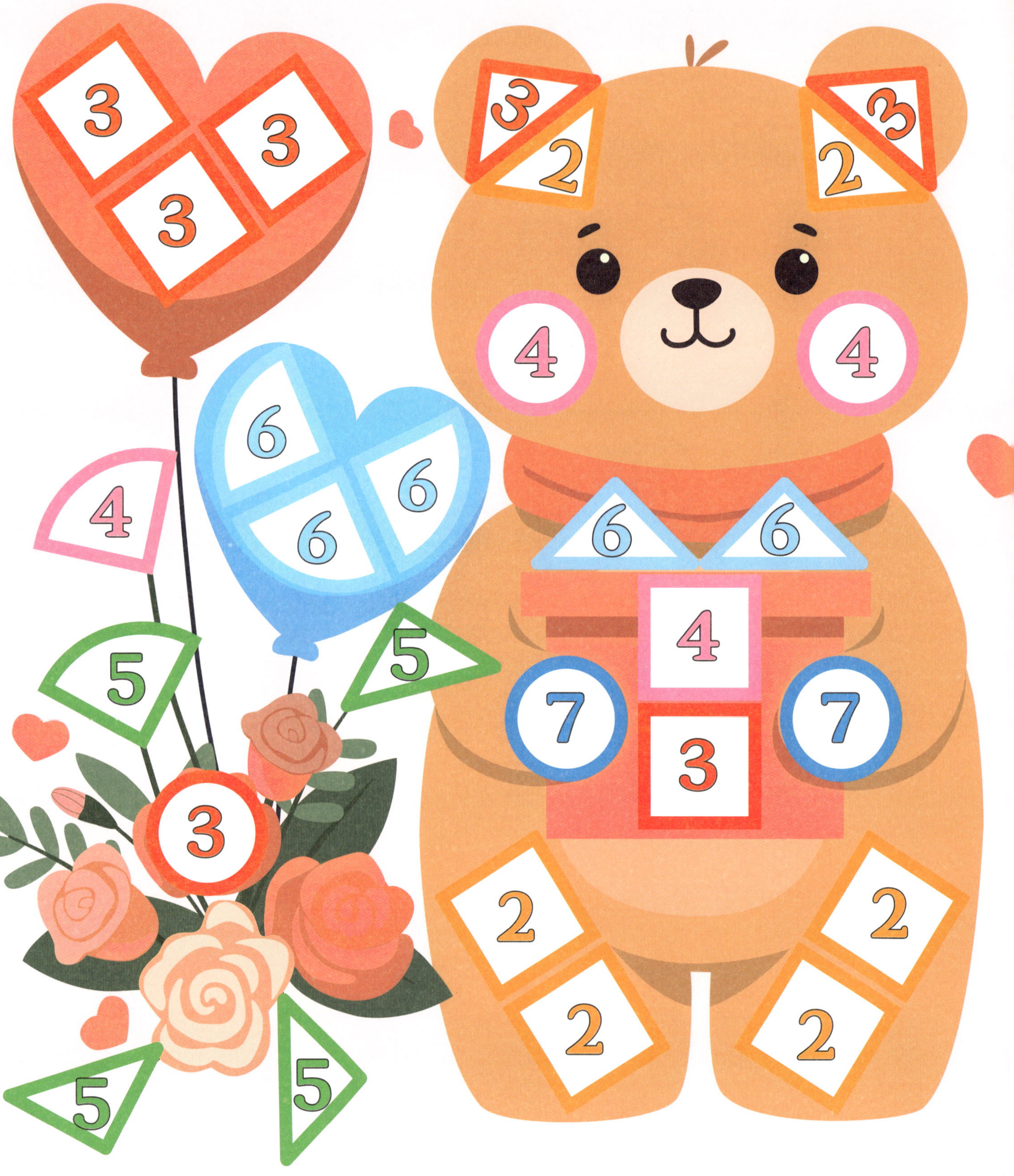

◆ 빈칸에 알맞은 숫자와 사칙 연산 기호(+, −, ×, ÷)를 넣어 보세요.

◆ 표 안에 숨어 있는 단어를 찾아서 아래의 빈칸에 써 보세요.

가	야	금	택	울	고	원
적	오	창	놀	스	려	탈
청	갈	산	찜	사	청	광
와	출	방	름	율	자	화
대	통	생	구	오	트	문
달	세	종	대	왕	황	텔

찾은 단어

1.
2.
3.
4.

◈ 빈칸에 알맞은 그림 조각을 찾아 번호를 적어 주세요.

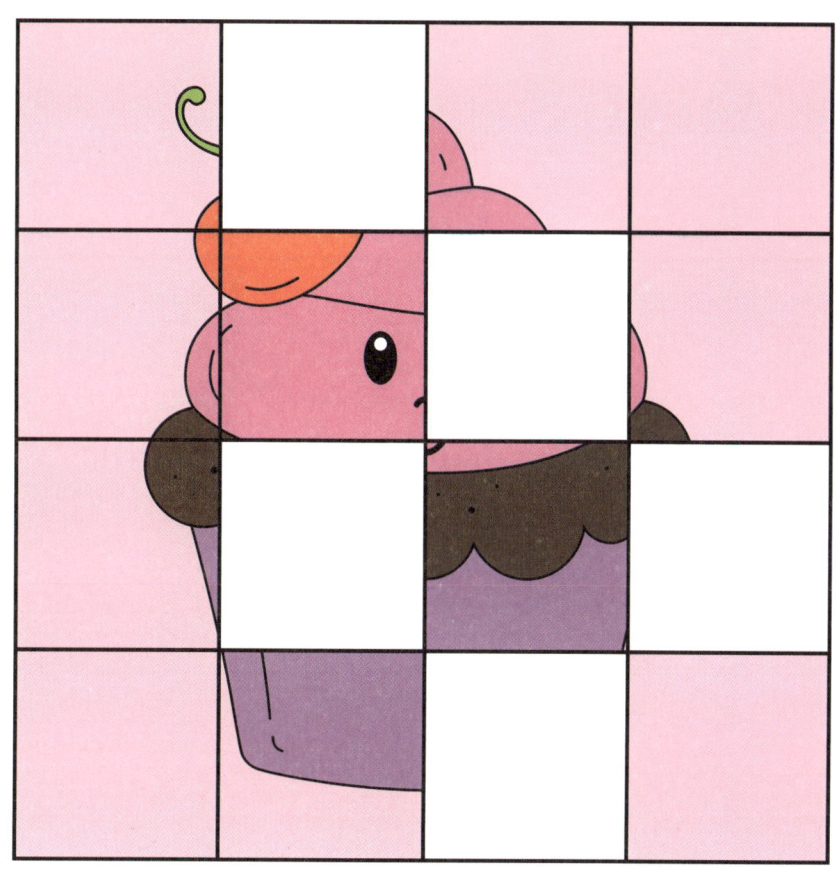

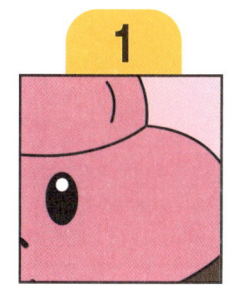 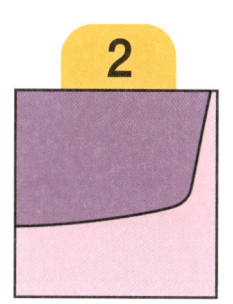 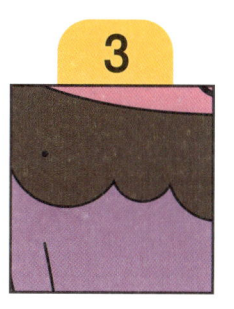 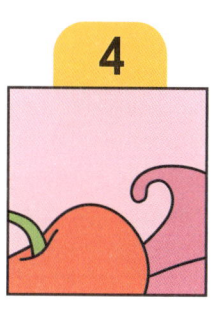 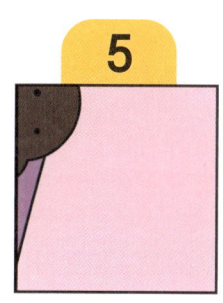

20회 오늘의 기록

정답은 111쪽에 있습니다.

오늘 날짜	매일 3분 운동을 했나요?(6~9쪽)	틀린 문제 확인했나요?	내 사인
년 월 일			

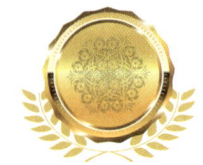

상 장

성 명 _____

위 사람은 생활 속에서 관심이 많고 열심히 배우며

궁금증을 풀기 위해 온 마음과 힘을 기울이는 모습이

다른 사람들에게 모범이 되므로

이 상장을 수여합니다.

도서출판 큰그림 드림

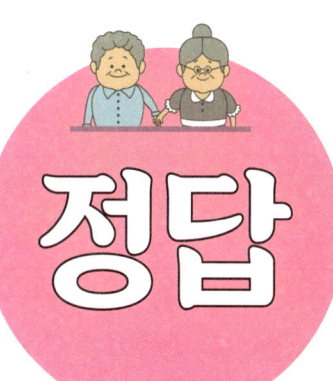

정답

오늘도 재밌는 뇌운동

01회 정답

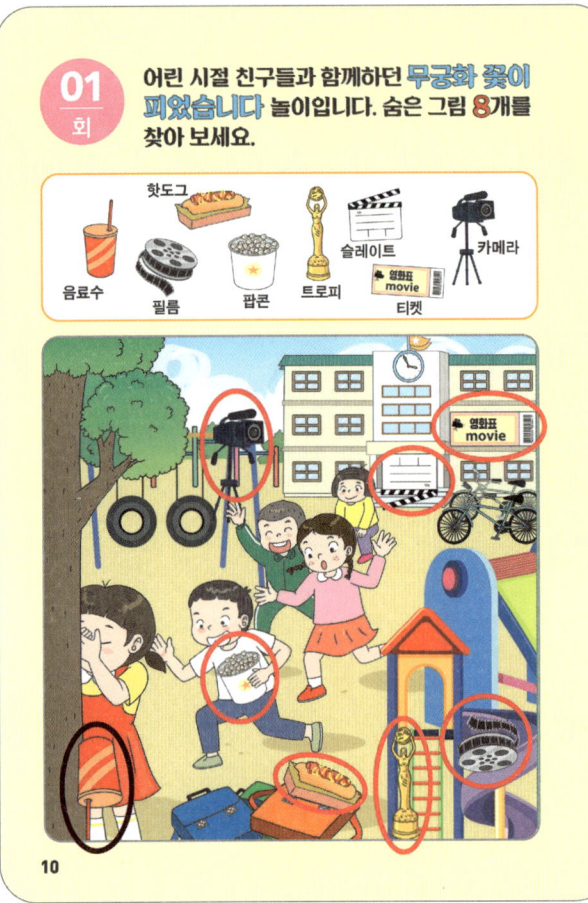

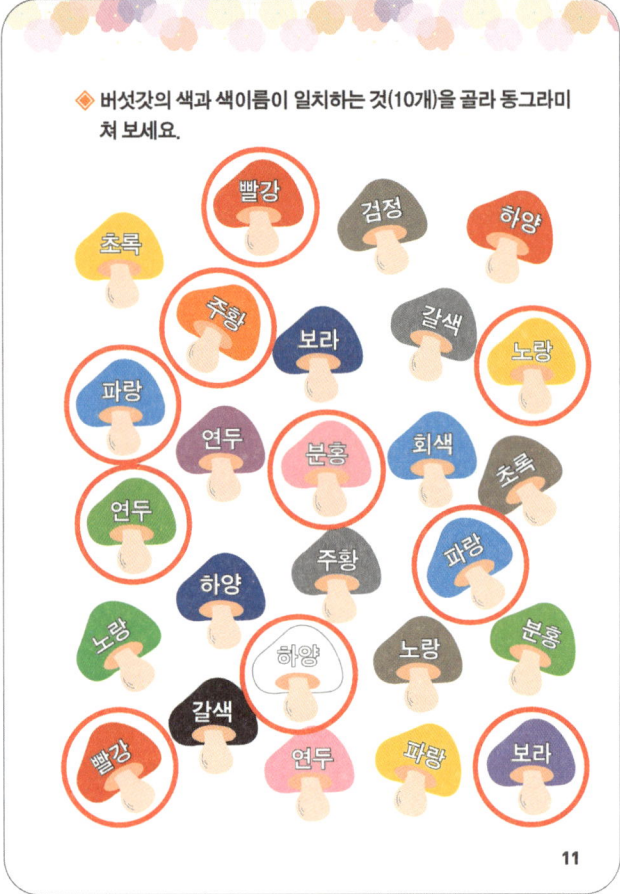

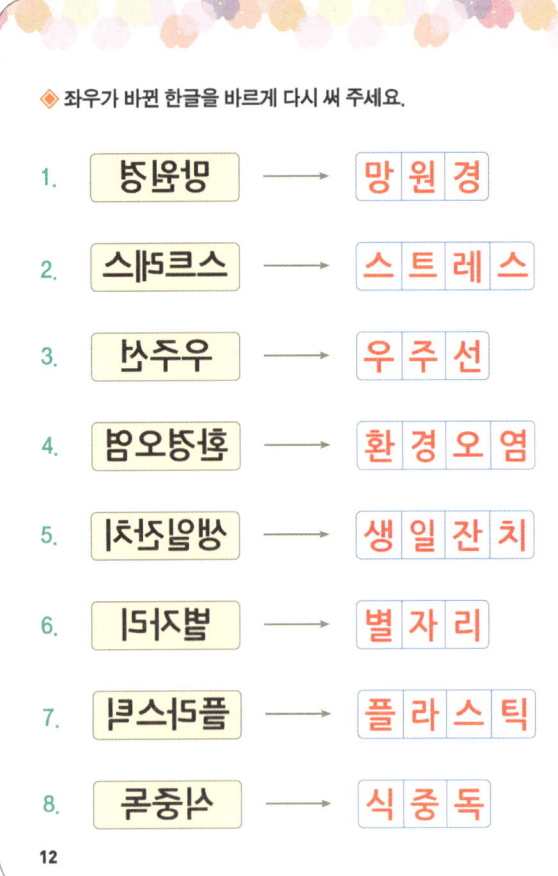

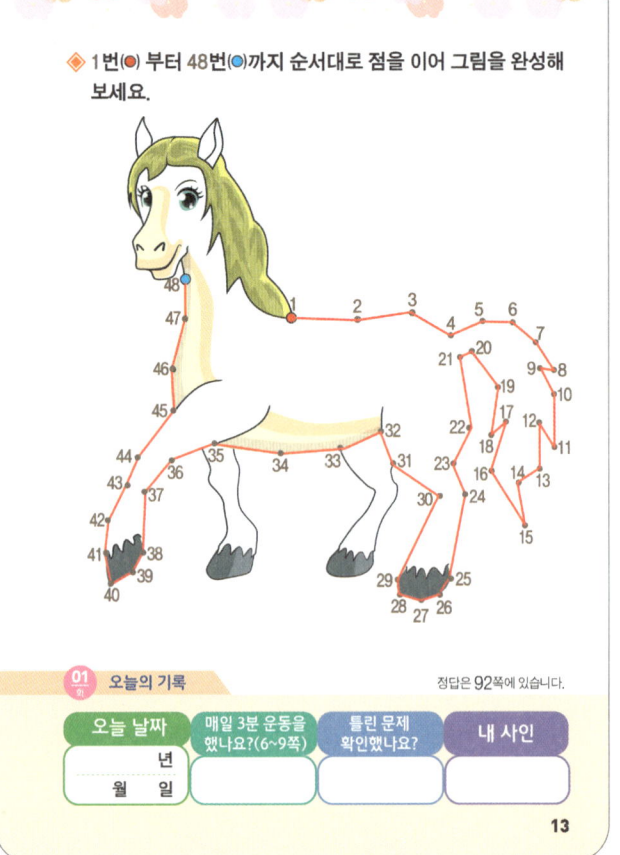

02회 정답

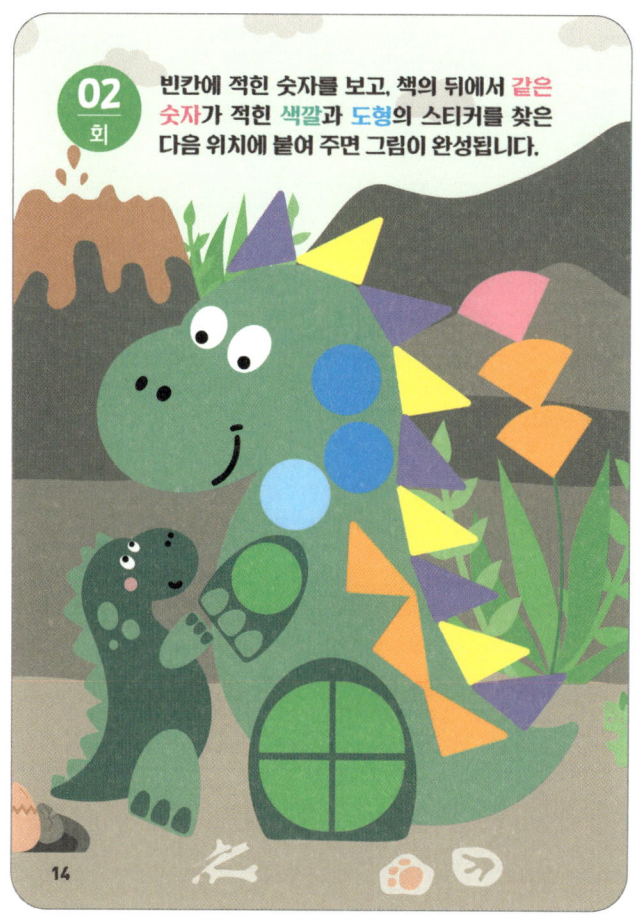

◈ 이중섭의 '물고기와 게와 어린이'입니다. 서로 다른 그림 5곳을 찾아주세요.

◈ 빈칸에 알맞은 숫자와 사칙 연산 기호(+, −, ×, ÷)를 넣어 보세요.

8	+	6	=	14
+		÷		
8		2		
=		=		
16	−	9	=	7
		+		
		15		
		=		
48	÷	24	=	2
×		×		
2		33		
=		=		
96	−	30	=	66

15	+	5	=	20
×		−		
4		15		
=		=		
60	÷	12	=	5
		+		
		48		
		=		
88	−	60	=	28
÷		×		
4		2		
=		=		
22	+	34	=	56

◈ 〈보기〉와 같은 그림을 찾아 보세요. (②)

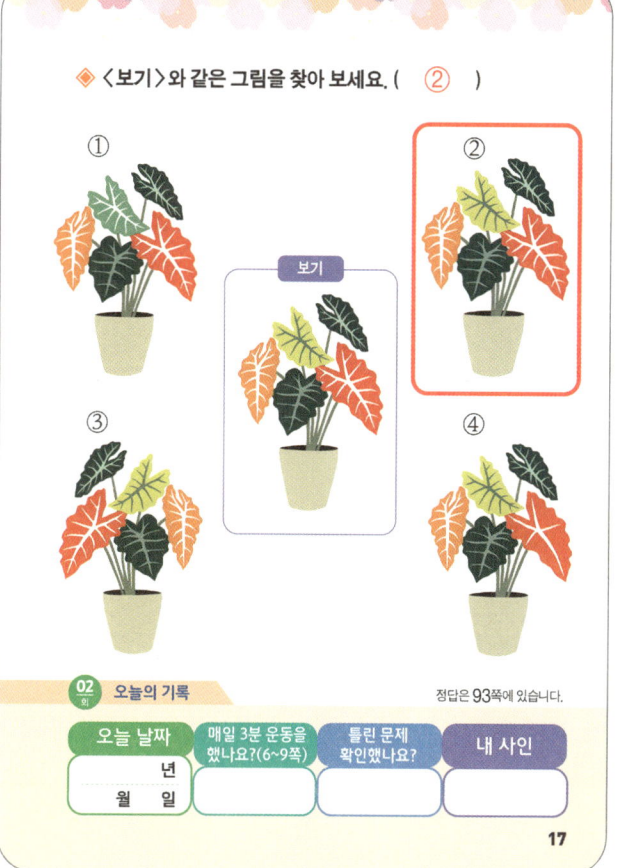

03회 정답

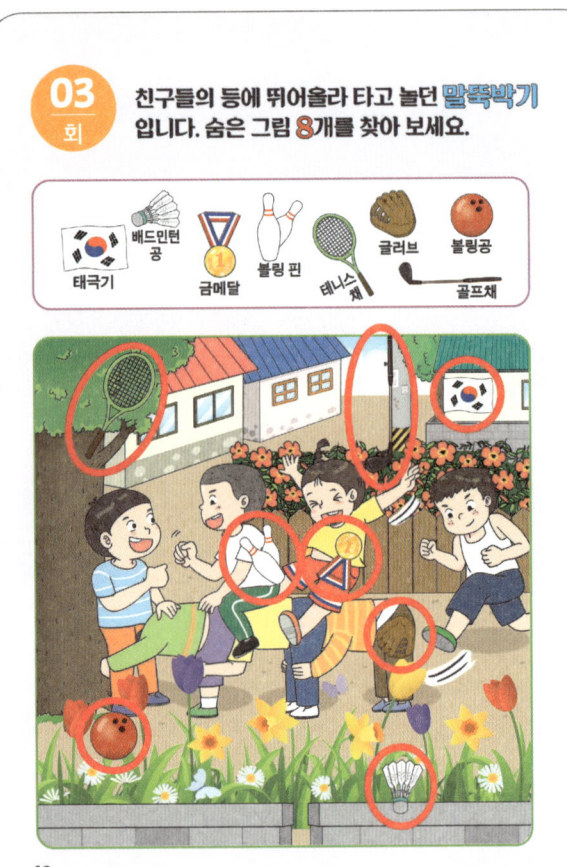
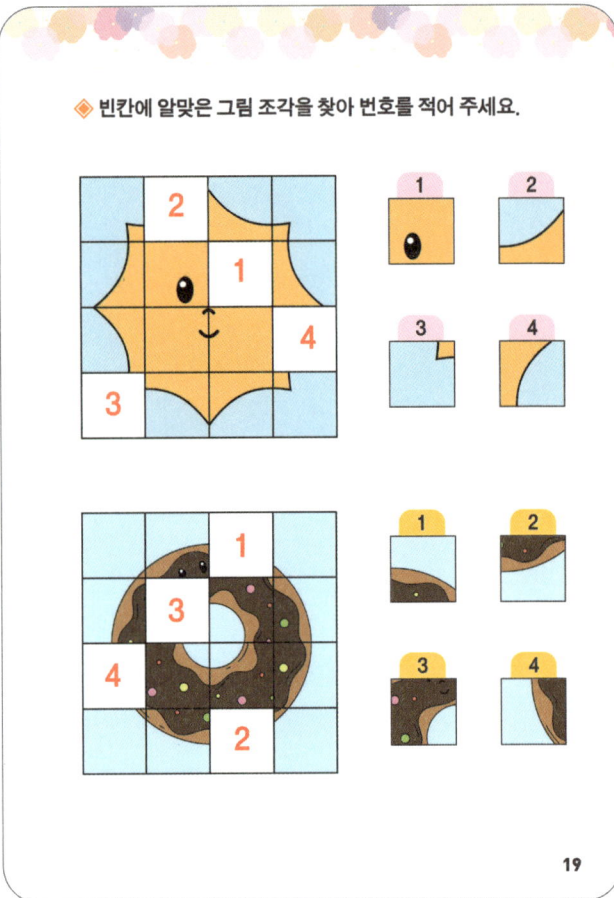
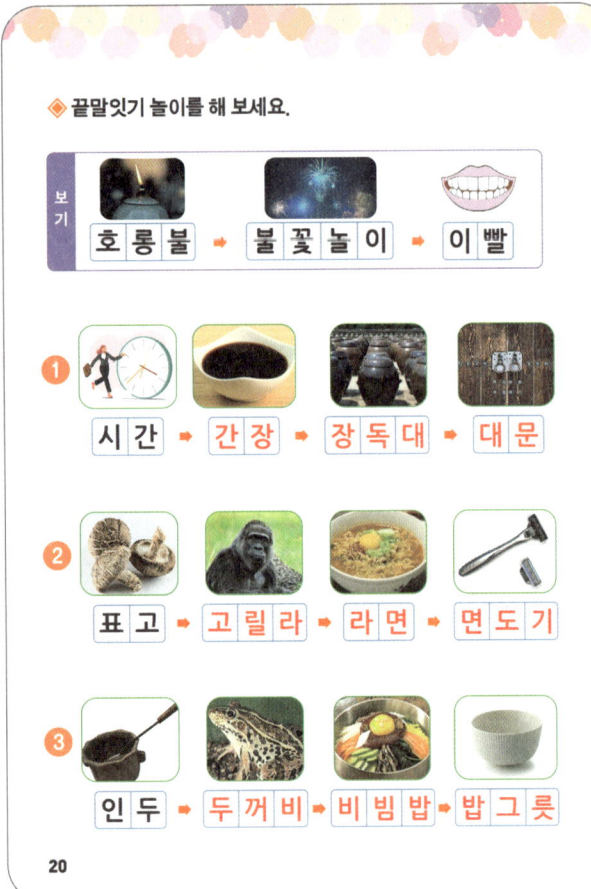
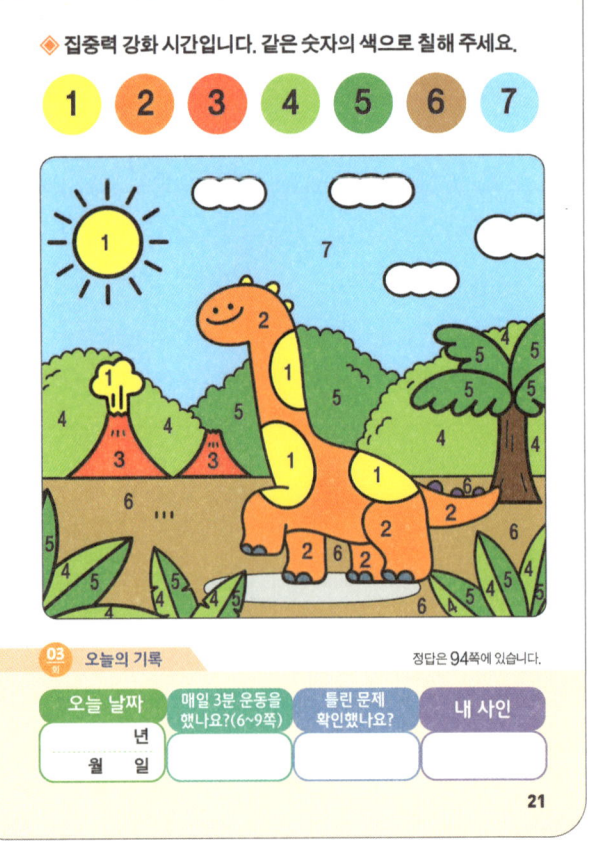

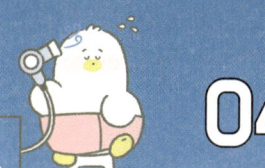

04회 정답

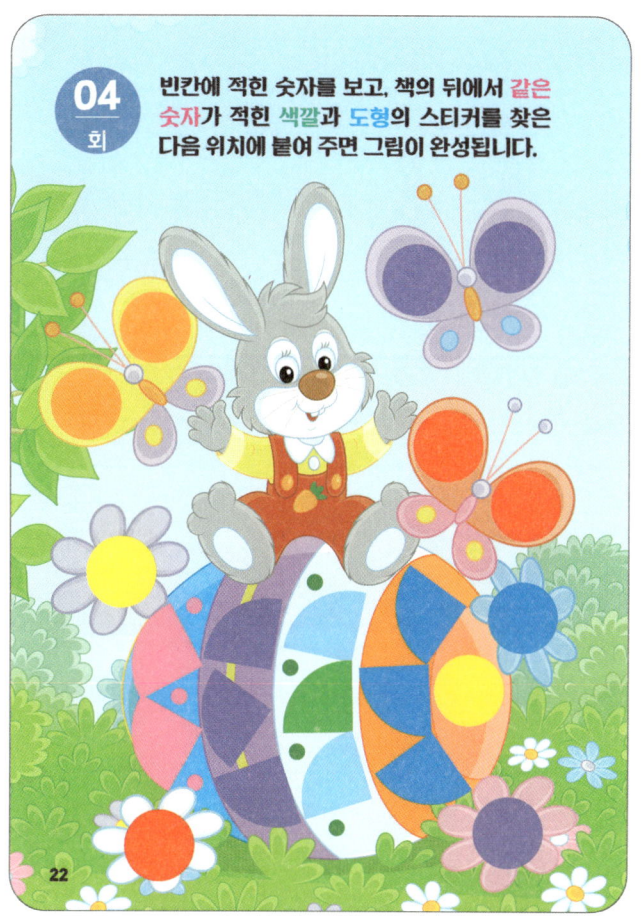

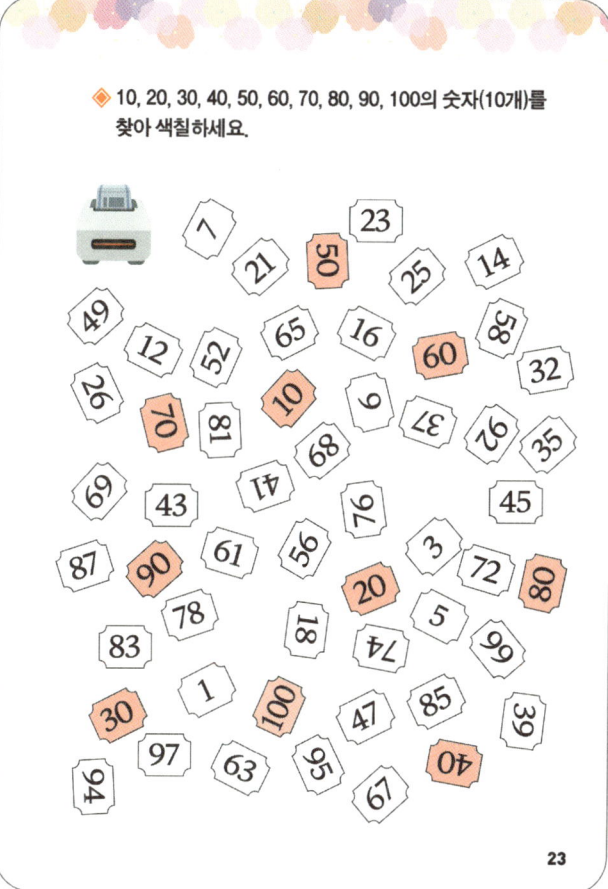

◆ 윤동주의 「눈」을 소리 내어 읽고 천천히 따라 써 보세요.

지난밤에
눈이 소오복이 왔네

지붕이랑
길이랑 밭이랑
추워한다고
덮어 주는 이불인가 봐

그러기에
추운 겨울에만 나리지

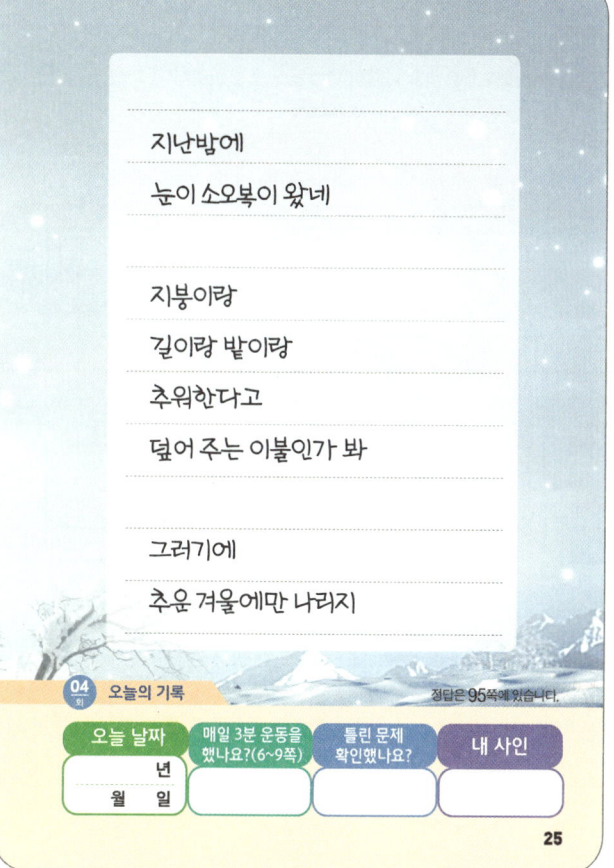

05회 정답

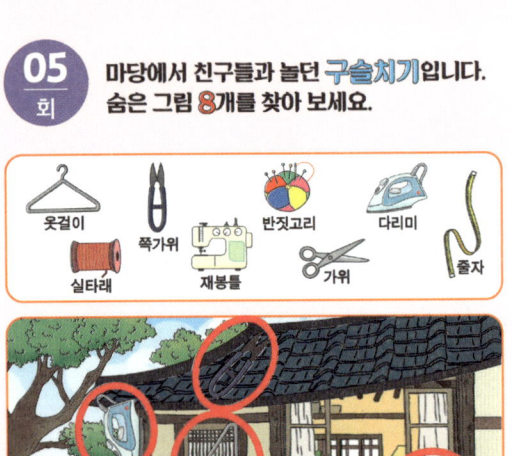

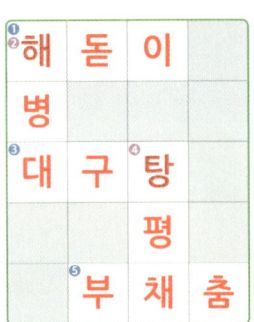

◆ 점선의 글자를 따라 쓴 후, 가로 열쇠의 뜻을 보고 가로로 답하고, 세로 열쇠의 뜻을 보고 세로로 답을 해 십자말을 풀어 보세요.

①②해	돋	이	
병			
③대	구	④탕	
		평	
	⑤부	채	춤

➡ 가로열쇠
① 해가 막 솟아오르는 때, 또는 그런 현상(≒일출)
③ 대구를 넣고 끓인 국
⑤ 부채를 들고 추는 춤

⬇ 세로열쇠
② 육지나 바다 어디에서도 싸울 수 있도록 조직·훈련된 부대. 특히 상륙 작전에 큰 역할을 수행한다.
④ '묵청포'를 달리 이르는 말. 조선 영조 때에, 탕평책을 논하는 자리의 음식상에 처음 올랐다는 데서 유래한다.

◆ 아빠 올빼미가 가족이 있는 곳으로 날아갑니다. 가는 도중에 장애물이 있으니 조심해서 길을 찾아 주세요.

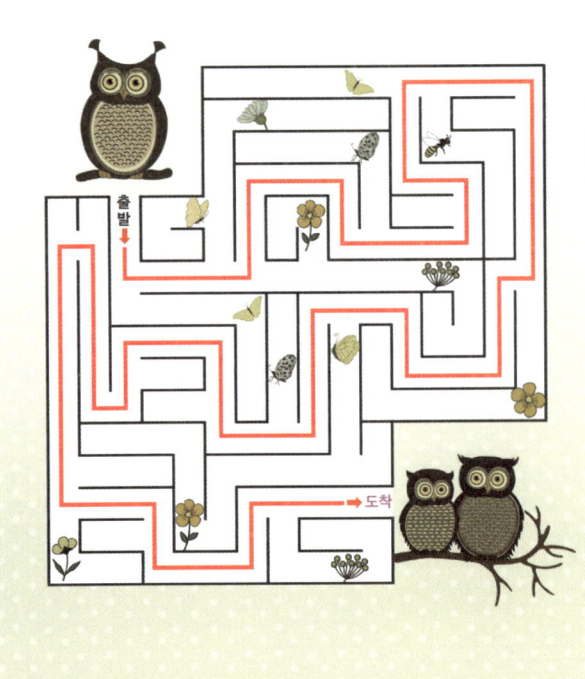

◆ 각 그림의 그림자를 연결해 주세요.

06회 정답

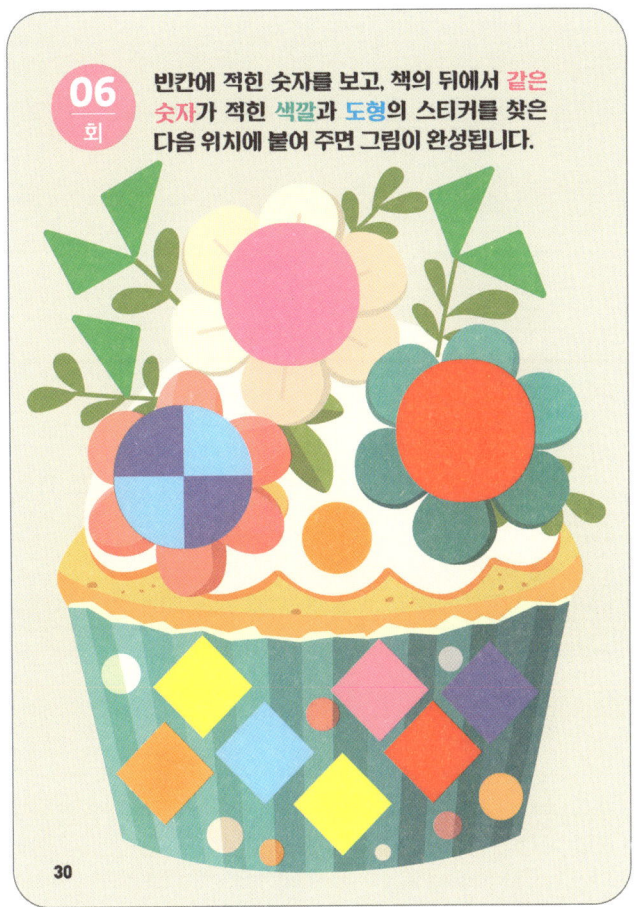

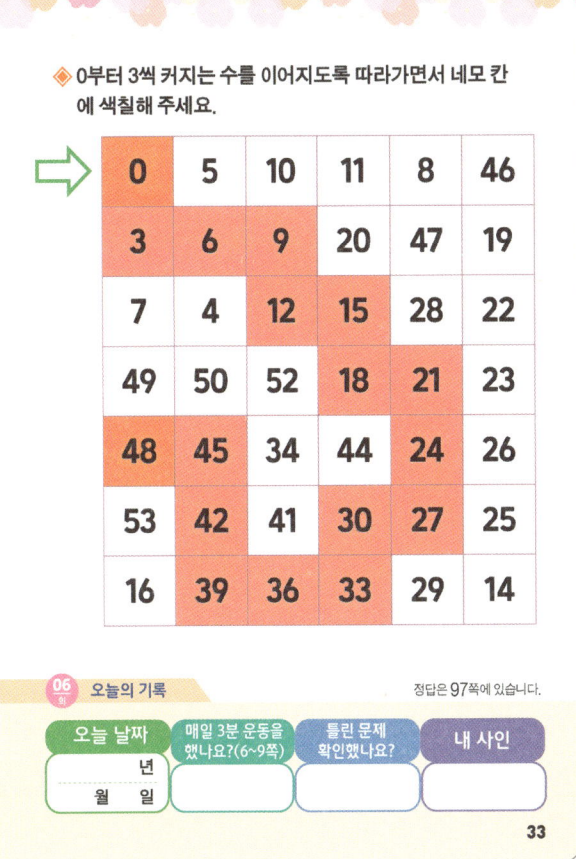

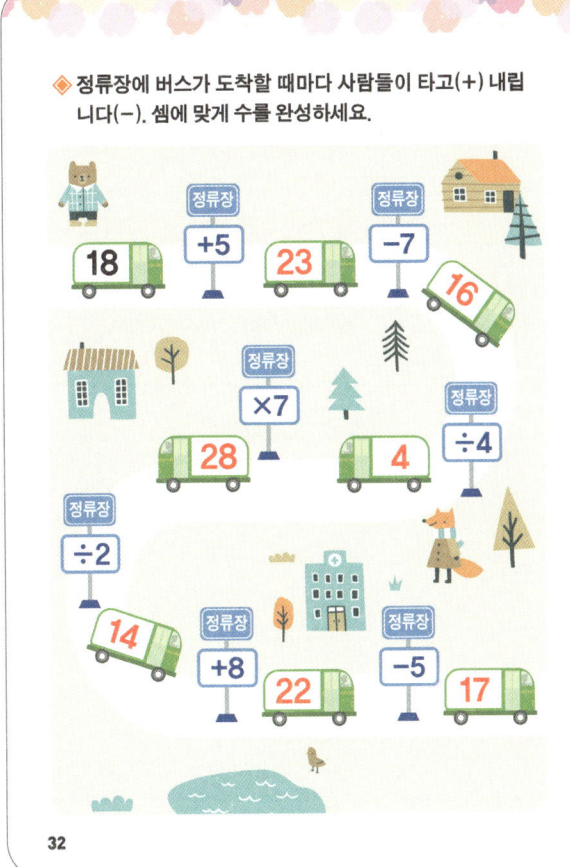

07회 정답

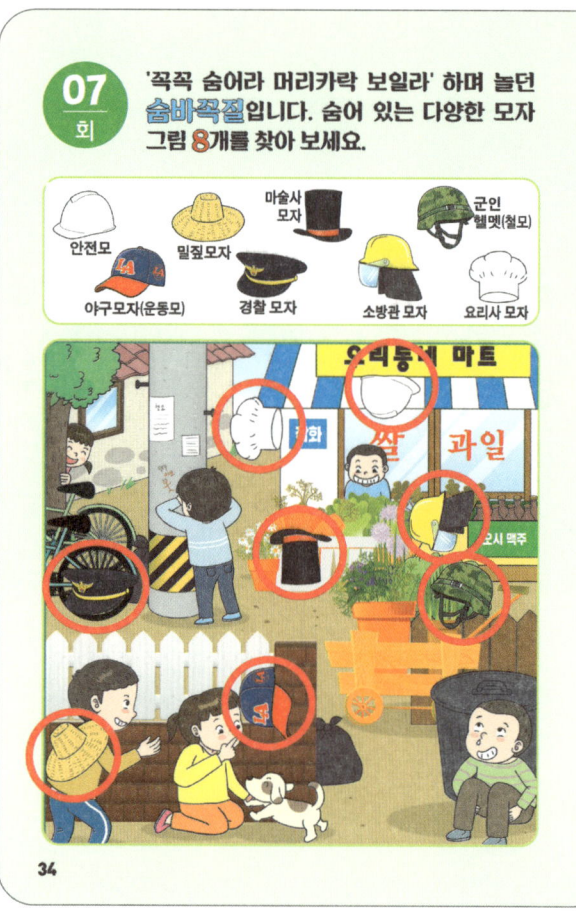

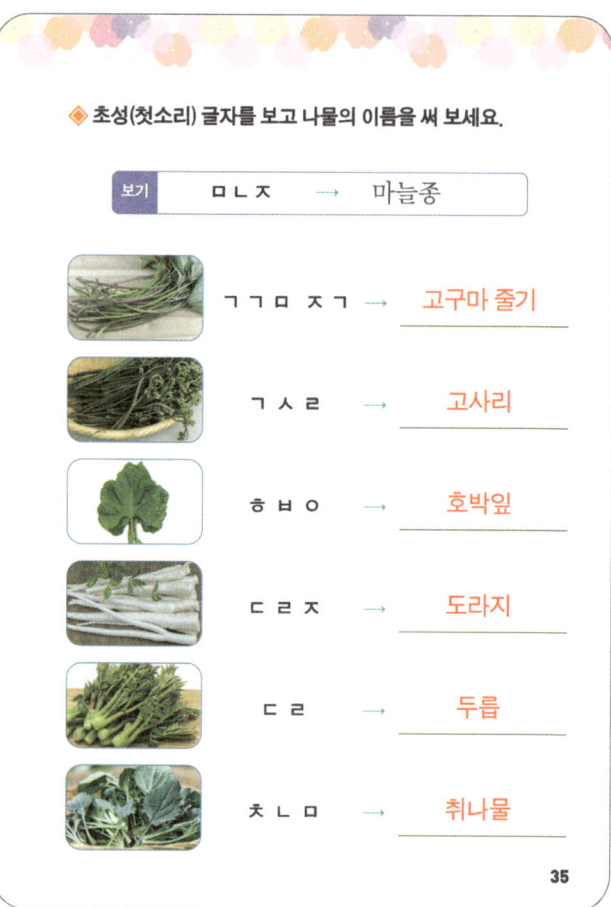

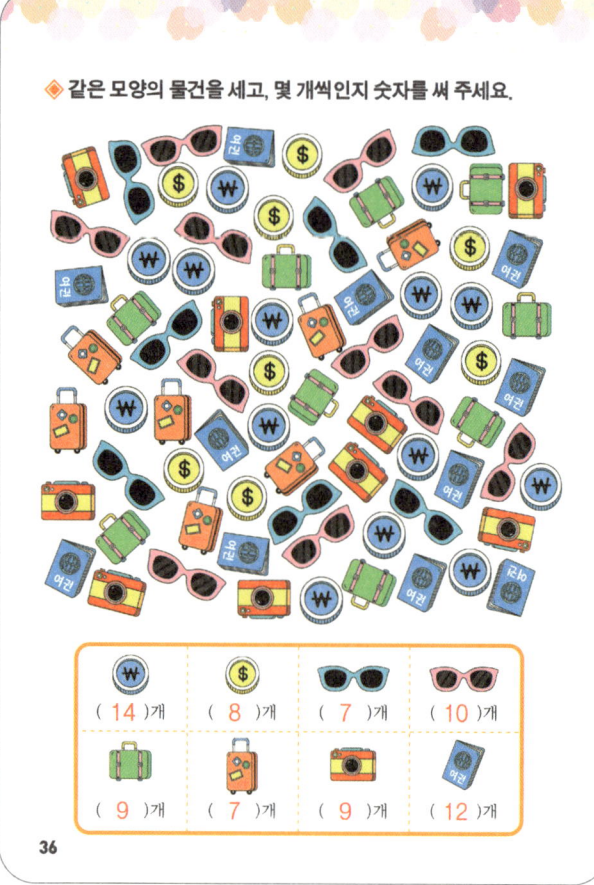

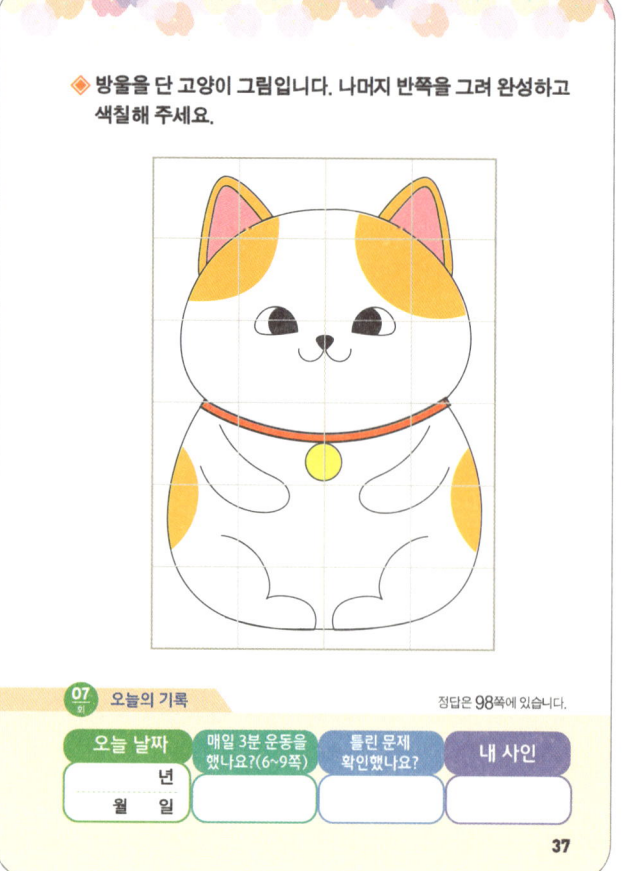

08회 정답

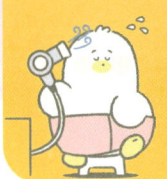

08회

빈칸에 적힌 숫자를 보고, 책의 뒤에서 같은 숫자가 적힌 색깔과 도형의 스티커를 찾은 다음 위치에 붙여 주면 그림이 완성됩니다.

◆ 김홍도의 풍속화첩 중 '주막'입니다. 서로 다른 그림 5곳을 찾아 주세요.

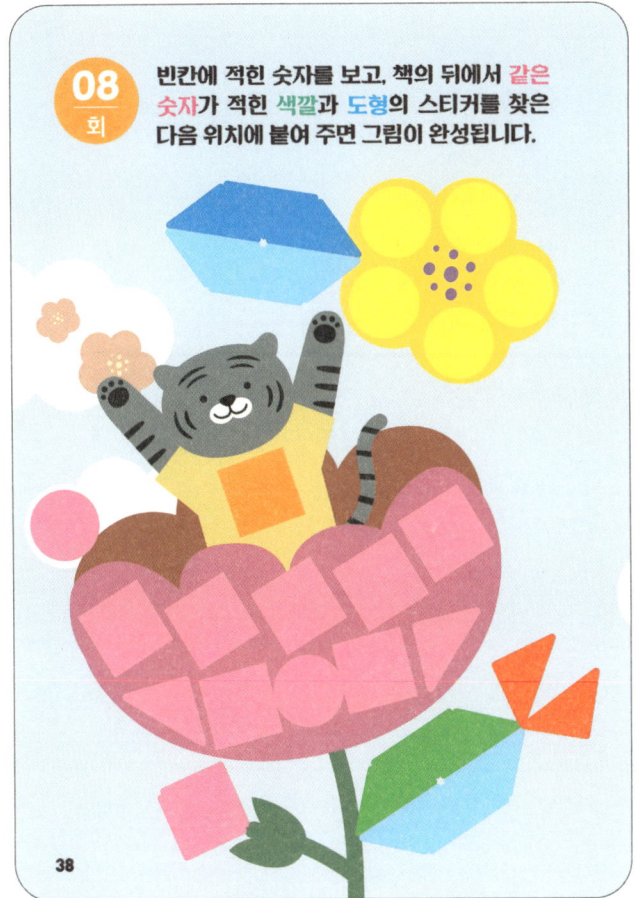

◆ ( ) 안에 알맞은 단어를 넣어 속담을 완성하세요.

보기: 잘 아는 일이라도 꼼꼼하게 확인하고 조심하라는 뜻
(돌다리)도 두들겨 보고 건너라

1. 생각지도 못한 상황에서 당하는 불행한 일
마른하늘에 (날벼락)

2. 마땅히 할 말은 꼭 해야 한다.
(말)은 해야 맛이고, (고기)는 씹어야 맛이다

3. 잘될 사람은 어려서부터 장래성이 엿보인다.
될성부른 (나무)는 (떡잎)부터 알아본다

4. 아무리 비밀스러운 말이라도 남의 귀에 들어가기는 쉬우므로 말조심해야 한다.
낮말은 (새)가 듣고 밤말은 (쥐)가 듣는다

◆ 쿠폰 숫자를 다 더한 값이 같은 것끼리 선으로 이으세요.

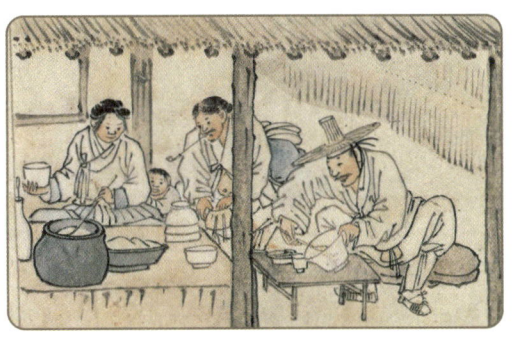

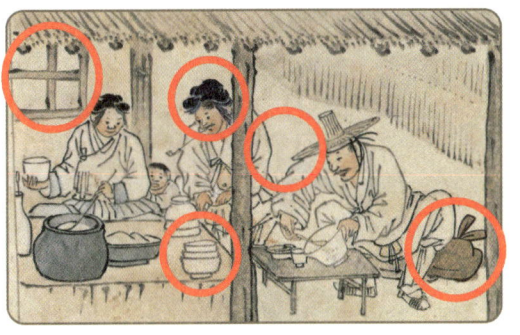

오늘의 기록

09회 정답

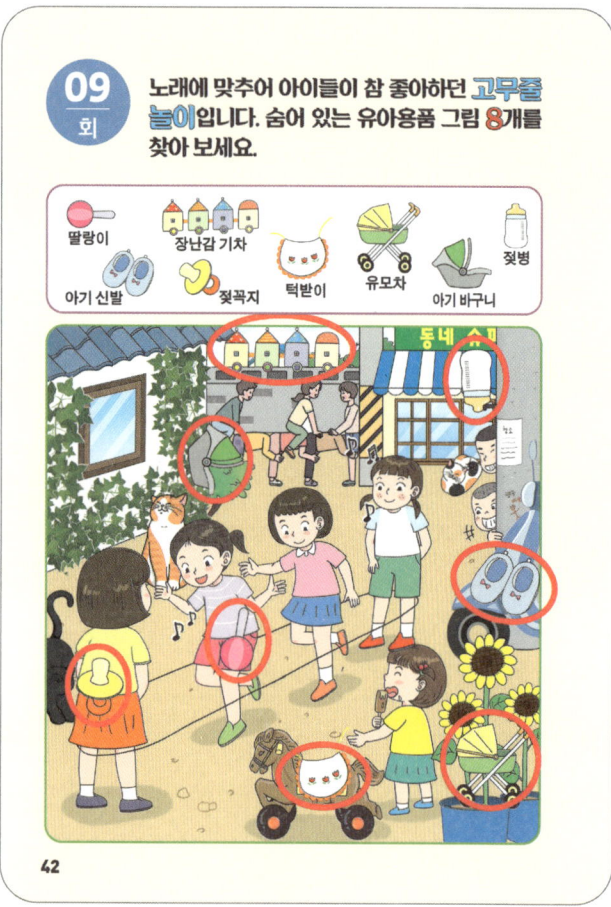

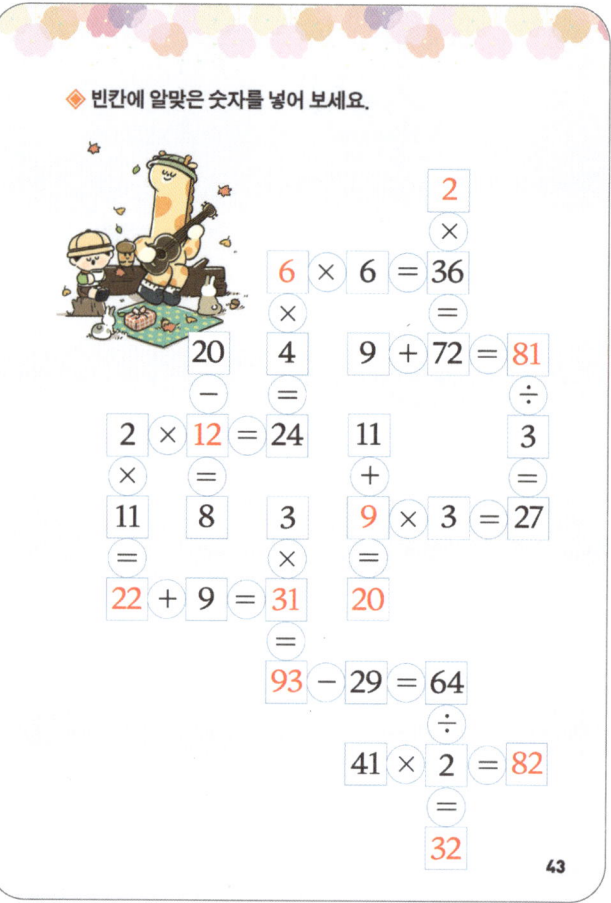

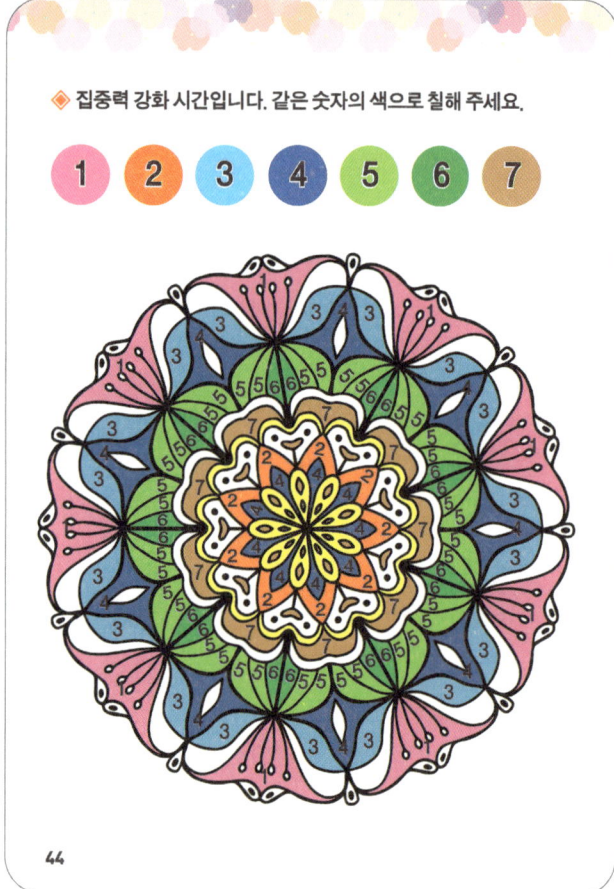

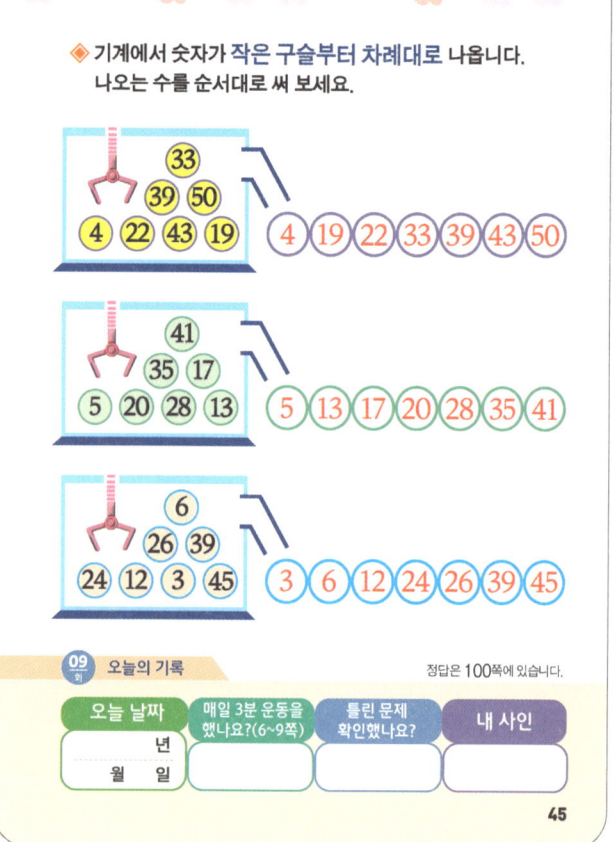

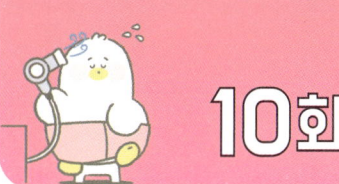

10회 정답

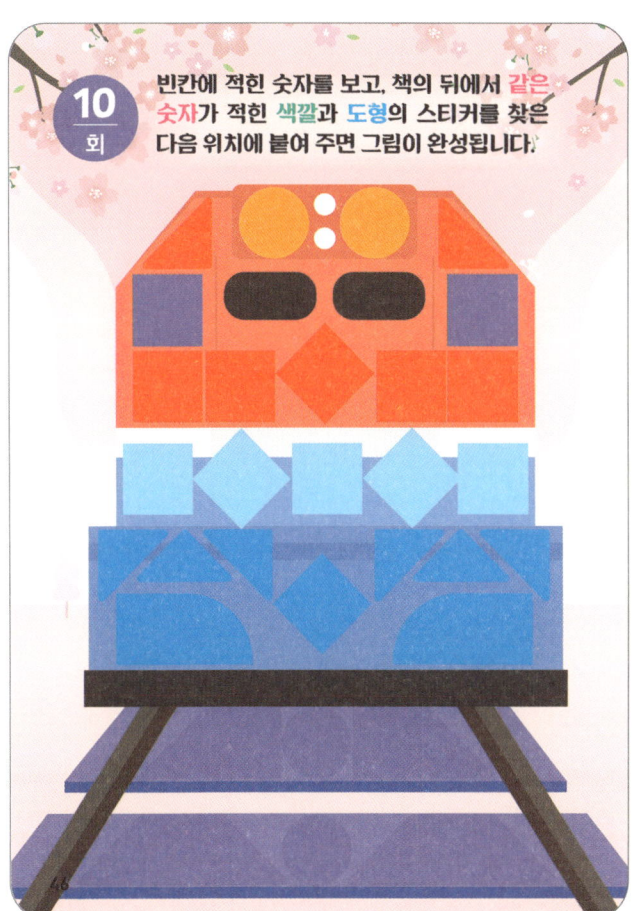

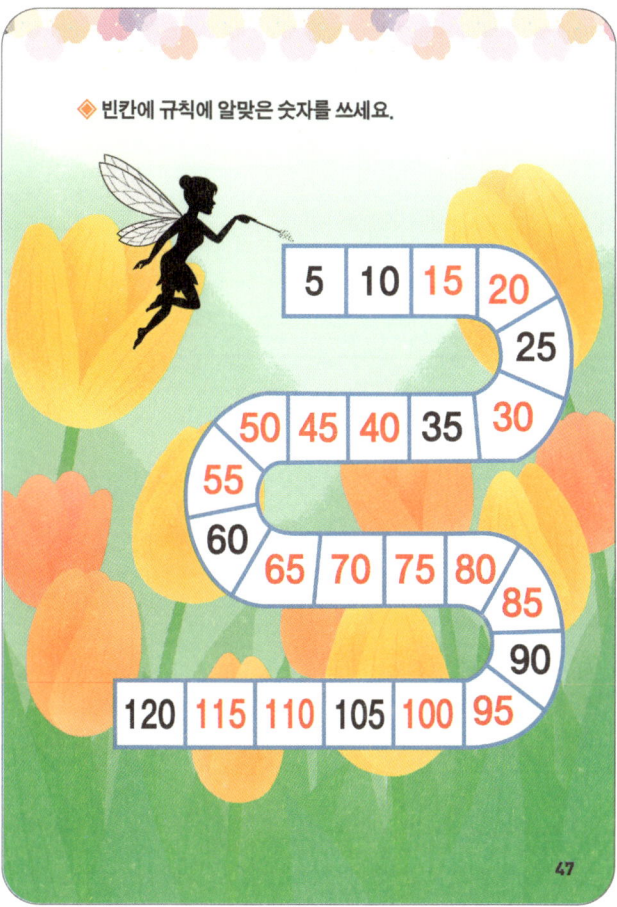

◆ 빈칸에 규칙에 알맞은 숫자를 쓰세요.

5	10	15	20
			25
50	45	40	35	30
55
60
65	70	75	80
			85
			90
120	115	110	105	100	95

◆ 김소월의 「진달래꽃」을 소리 내어 읽고 천천히 따라 써 보세요.

나 보기가 역겨워
가실 때에는
말없이 고이 보내드리우리다.
영변에 약산
진달래꽃
아름 따다 가실 길에 뿌리우리다.
가시는 걸음걸음
놓인 그 꽃을
사뿐히 즈려밟고 가시옵소서.
나 보기가 역겨워
가실 때에는
죽어도 아니 눈물 흘리우리다.

나 보기가 역겨워
가실 때에는
말없이 고이 보내드리우리다.
영변에 약산
진달래꽃
아름 따다 가실 길에 뿌리우리다.
가시는 걸음걸음
놓인 그 꽃을
사뿐히 즈려밟고 가시옵소서.
나 보기가 역겨워
가실 때에는
죽어도 아니 눈물 흘리우리다.

10회 오늘의 기록

오늘 날짜	매일 3분 운동을 했나요?(6~9쪽)	틀린 문제 확인했나요?	내 사인
년 월 일			

11회 정답

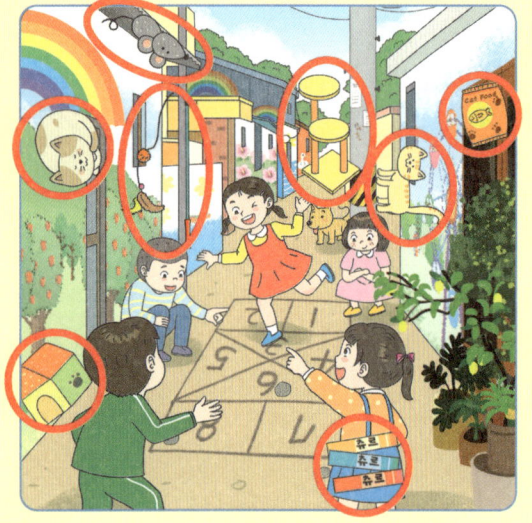

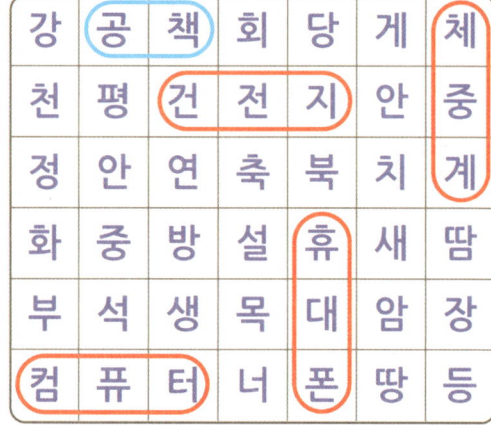

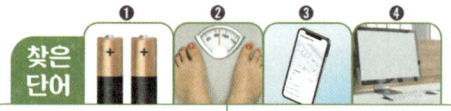

1. 건전지   2. 체중계
3. 휴대폰   4. 컴퓨터

◆ 닭볶음탕 재료를 사기 위해 시장에 갔습니다. 아래 그림의 가격을 보고 문제를 풀어 보세요.

생닭 1마리 : 8,500원
대파 1단 : 3,000원
감자 1개 : 1,200원
청양고추 100g : 4,000원
마늘 500g : 10,000원
양파 1개 : 700원

문제 1 정육점에서 생닭 두 마리를 샀습니다. 얼마일까요?
(8,500 × 2 = 17,000 원)

문제 2 채소 가게에서 대파 한 단, 양파 4개를 샀어요. 그리고 감자도 1개 골랐습니다. 모두 얼마일까요?
(3,000 + 2,800 + 1,200 = 7,000 원)
          4×700

문제 3 마지막으로 청양고추 50g과 마늘 100g을 샀어요. 얼마일까요?
(2,000 + 2,000 = 4,000 원)
  4,000÷2   10,000÷5

◆ 각 그림의 그림자를 연결해 주세요.

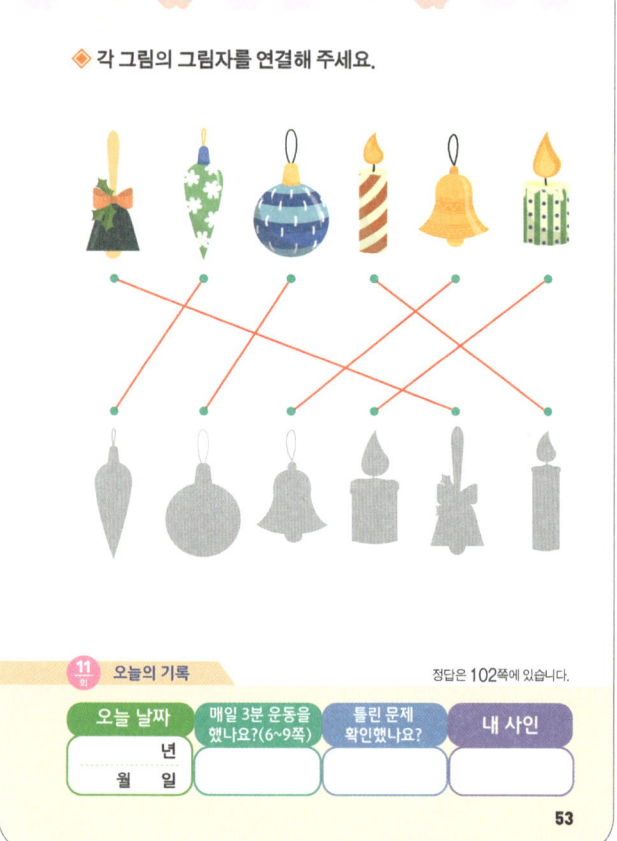

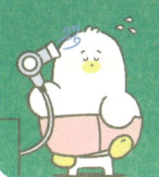

12회 정답

빈칸에 적힌 숫자를 보고, 책의 뒤에서 **같은 숫자**가 적힌 **색깔**과 **도형**의 스티커를 찾은 다음 위치에 붙여 주면 그림이 완성됩니다.

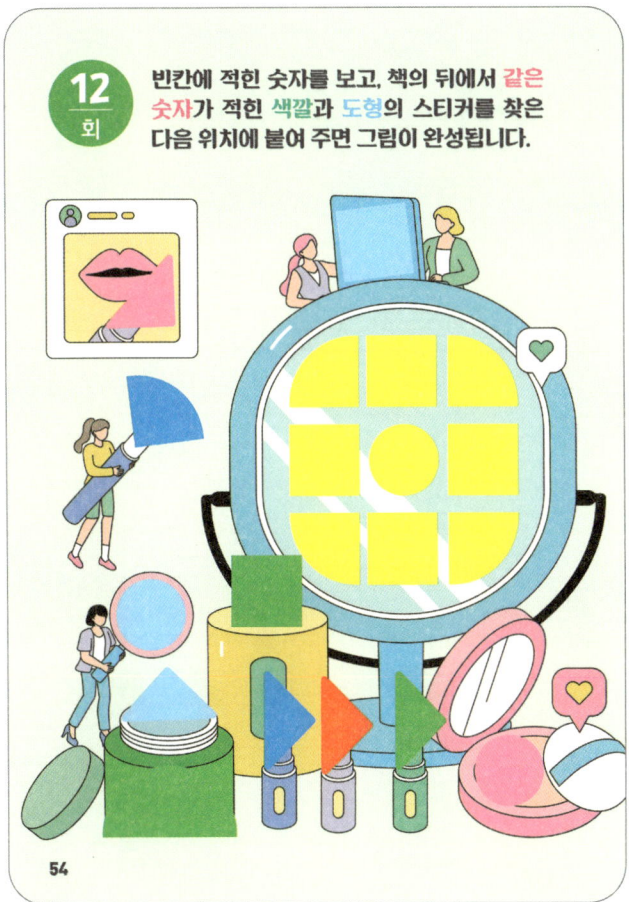

◈ 호박의 색과 색이름이 일치하는 것(10개)을 골라 동그라미 쳐 주세요.

⭕주황	보라	초록	황토	⭕파랑
⭕파랑	⭕초록	보라	⭕노랑	분홍
황토	빨강	⭕보라	노랑	⭕초록
⭕빨강	노랑	보라	⭕분홍	초록
노랑	⭕분홍	초록	빨강	⭕회색

◈ 컬러푸드(color food)는 건강한 삶을 유지하는 데 도움을 주는 건강식품입니다. **주황색 식품**은 비타민 C가 풍부하여 면역력을 강화시켜 주고, **초록색 식품**은 체내의 유해물질을 밖으로 배출(노폐물제거)하는 데 도움을 줍니다. 그림 속 식품의 이름을 쓰고 주황색과 초록색 중 알맞은 색으로 칠해 주세요.

보기

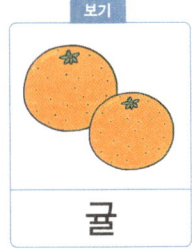

귤

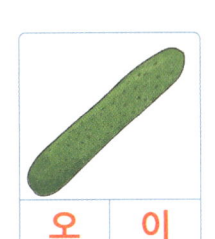

오 이

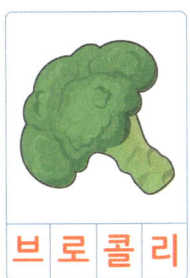

브 로 콜 리

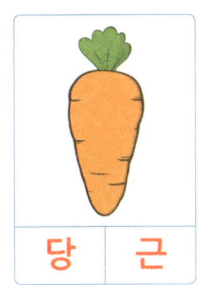

당 근

◈ 1번(●)부터 50번(●)까지 순서대로 점을 이어 그림을 완성해 보세요.

13회 정답

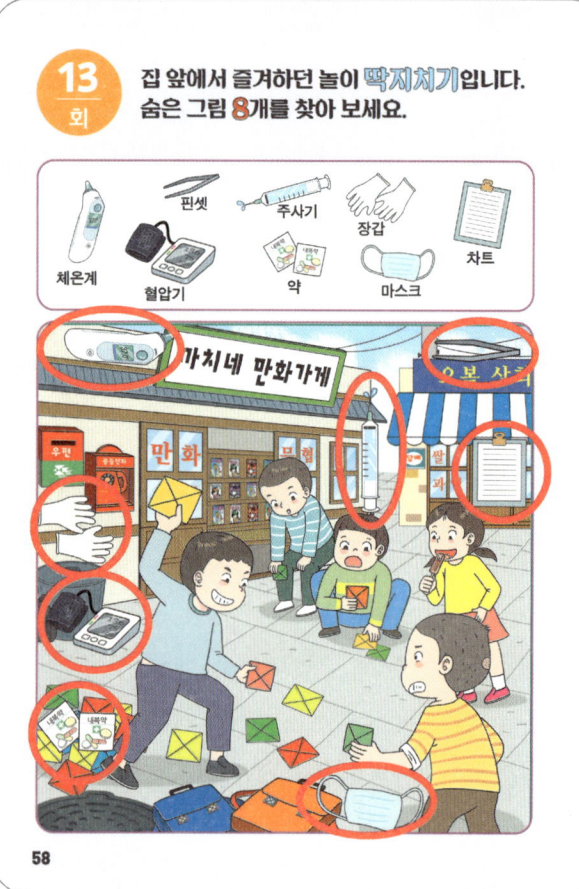

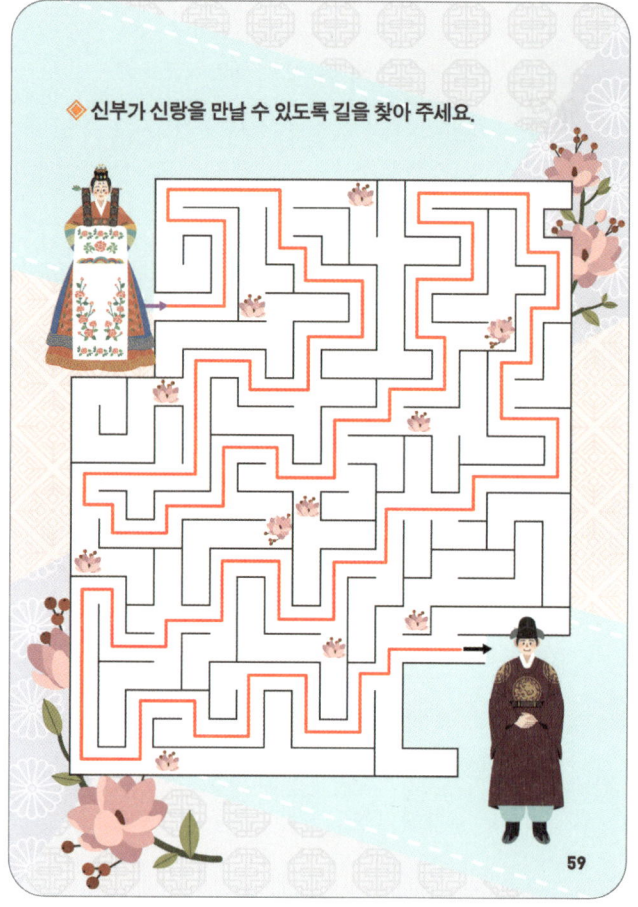

◆ 수족관에 다양한 물고기들이 놀고 있습니다. 문제를 읽고 답하세요.

문제 1. 수족관의 물고기를 다섯 마리씩 묶어 주세요. 몇 개의 묶음을 만들 수 있을까요? (__8__ 묶음)

문제 2. 다섯 마리씩 묶고 남은 물고기는 몇 마리인가요? (__4__ 마리)

문제 3. 그렇다면 수족관에 들어 있는 물고기는 모두 몇 마리입니까? (__44__ 마리)

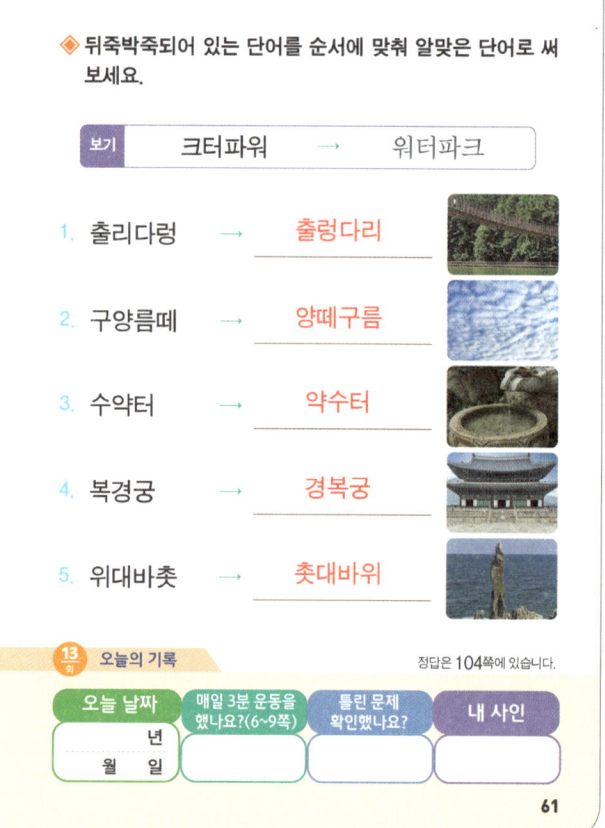

◆ 뒤죽박죽되어 있는 단어를 순서에 맞춰 알맞은 단어로 써 보세요.

보기: 크터파워 → 워터파크

1. 출리다렁 → 출렁다리
2. 구양름떼 → 양떼구름
3. 수약터 → 약수터
4. 복경궁 → 경복궁
5. 위대바촛 → 촛대바위

14회 정답

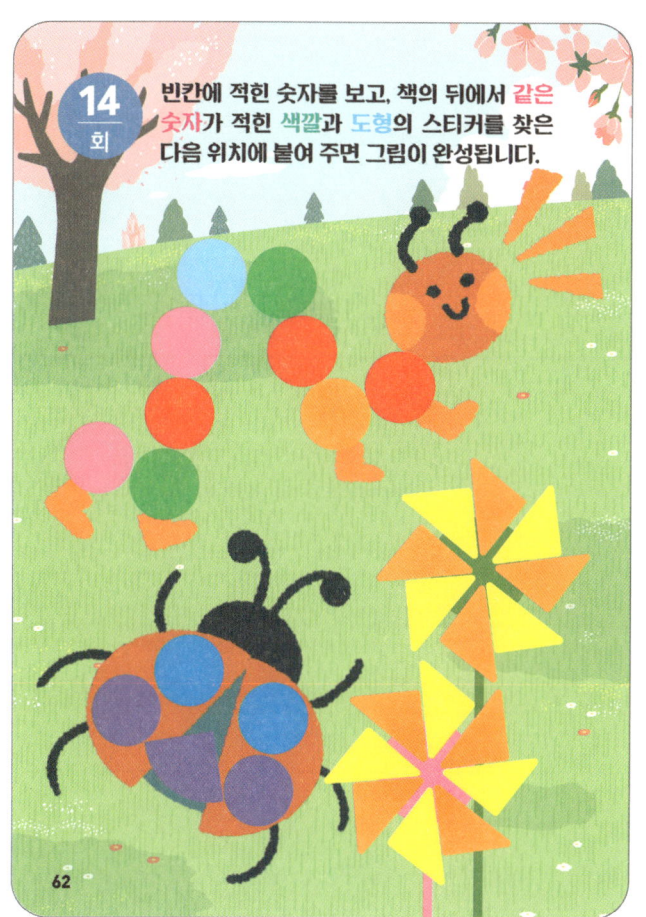

◆ 점선의 글자를 따라 쓴 후, 가로 열쇠의 뜻을 보고 가로로 답하고, 세로 열쇠의 뜻을 보고 세로로 답을 해 십자말을 풀어 보세요.

	① 수	②③ 중	학	교
	④ 영	양	소	
⑤⑥ 통	장		기	
신			업	

➡ 가로열쇠

② 초등학교와 고등학교 사이에 중등 보통 교육을 하기 위한 학교. (예 초등학교 → ○○○ → 고등학교)
④ 성장을 촉진하고 생리적인 과정에 필요한 에너지를 공급하는 영양분이 있는 물질 (예 ○○○를 골고루 섭취해야 한다.)
⑤ 금융 기관에서, 예금한 사람에게 출납의 상태를 적어 주는 장부 (예 다달이 ○○에 돈을 넣는다.)

⬇ 세로열쇠

① 수영을 할 수 있도록 일정한 시설을 갖춘 곳
③ '중기업'과 '소기업'을 아울러 이르는 말
⑥ 소식을 전함. (예 지하라 ○○상태가 나쁘다.)

◆ 서로 다른 그림 5곳을 찾아 주세요.

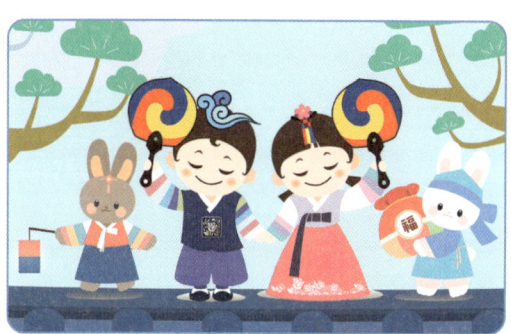

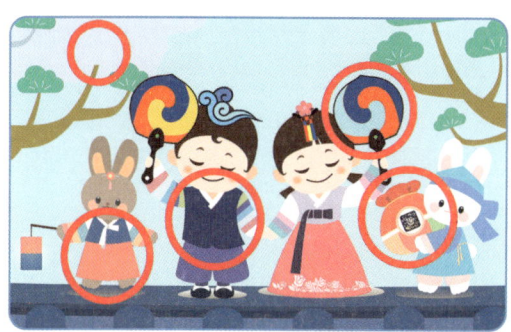

◆ 계산 결과와 같은 수의 색으로 칠해 주세요.

5 10 15 20 25 30 35

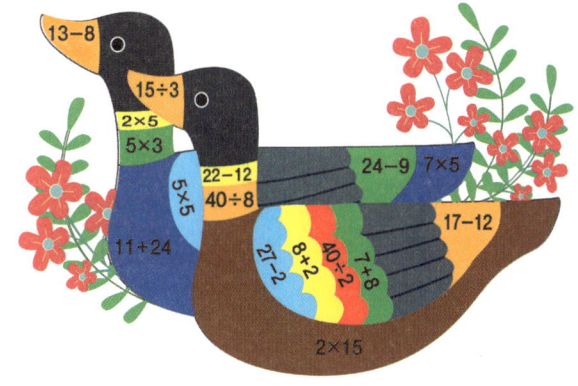

15회 정답

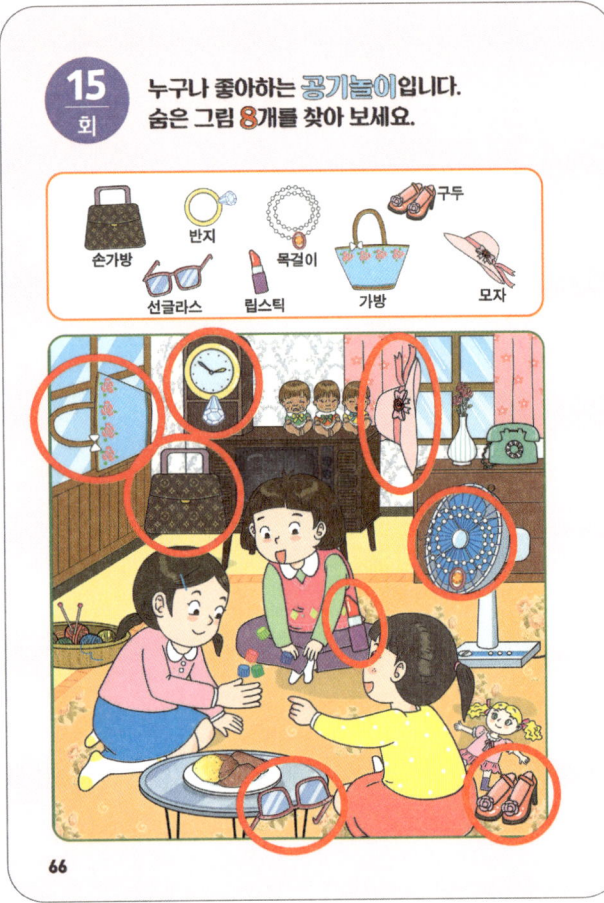

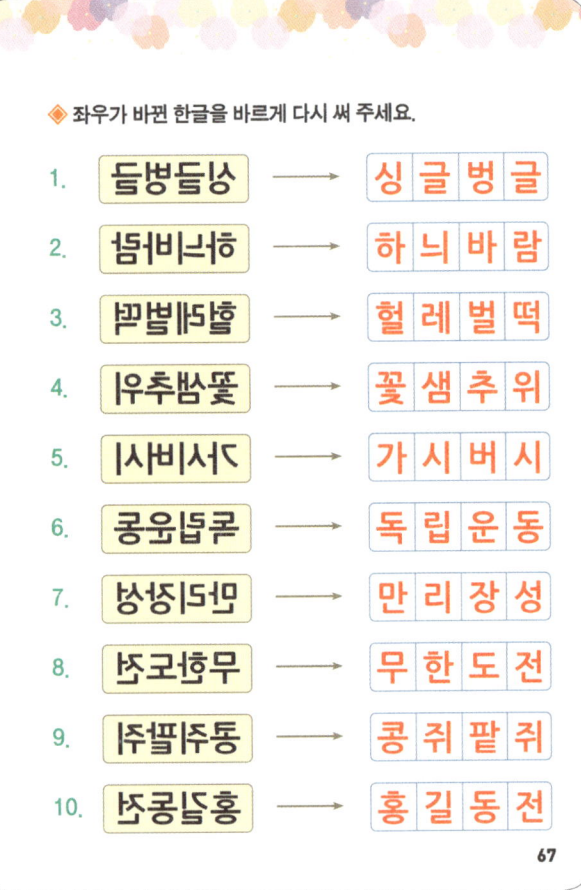

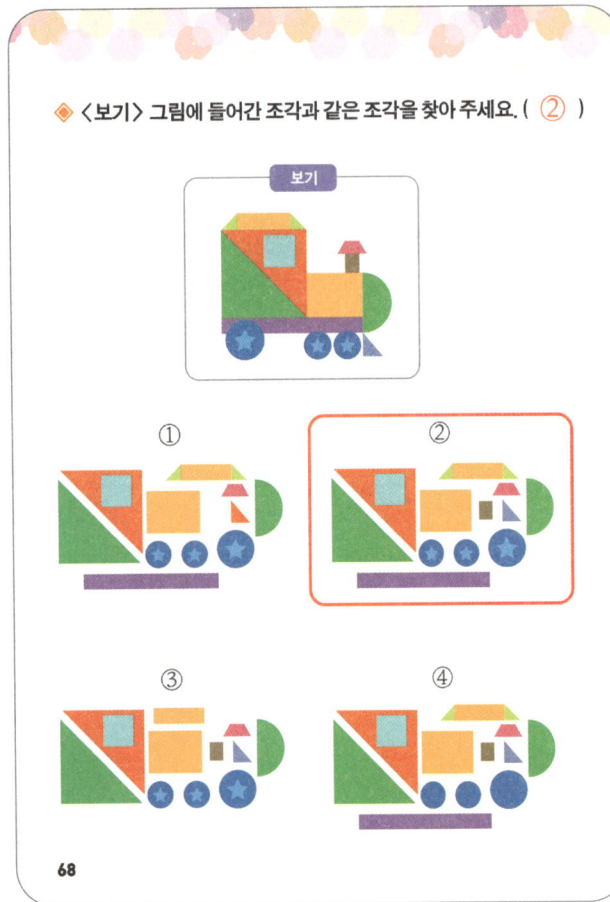

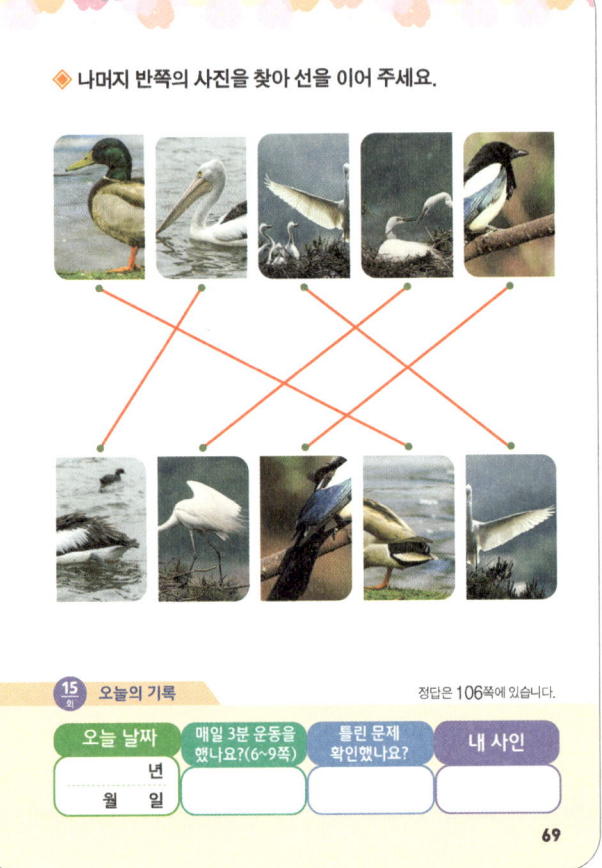

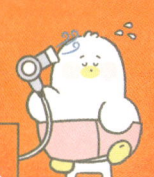

16회 정답

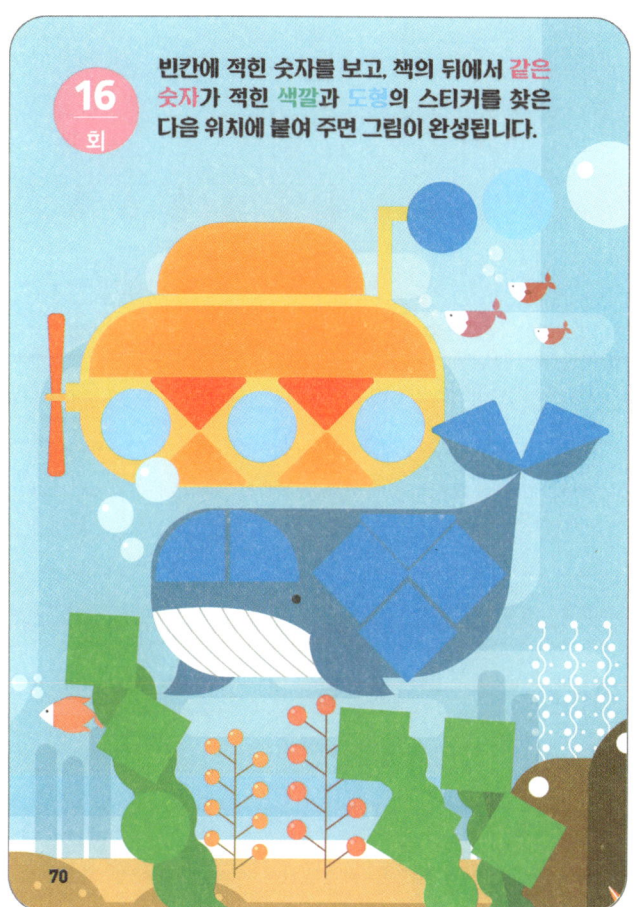

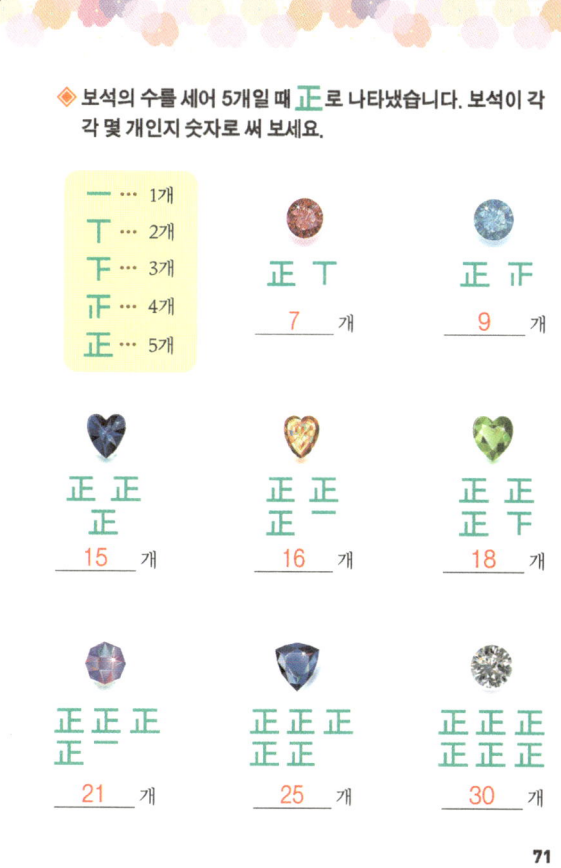

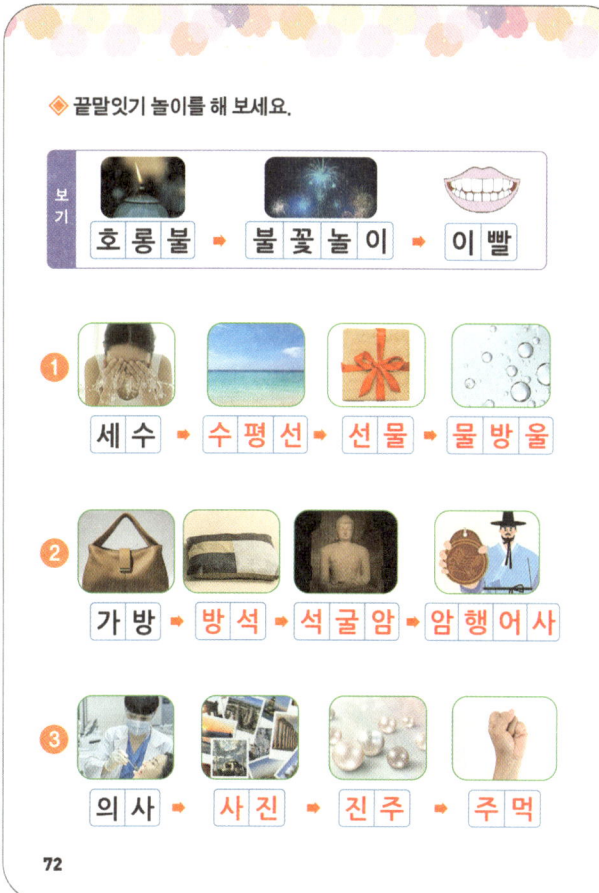

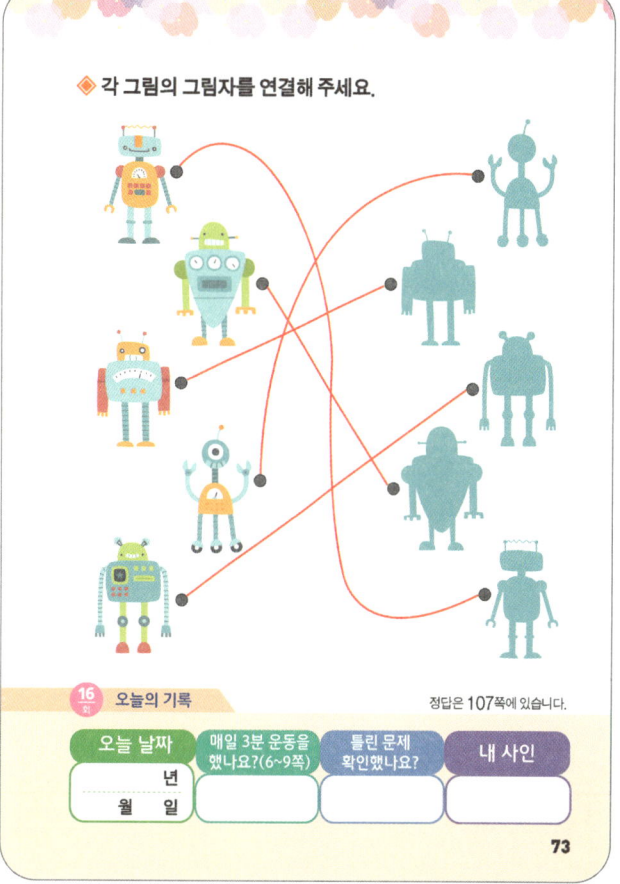

17회 정답

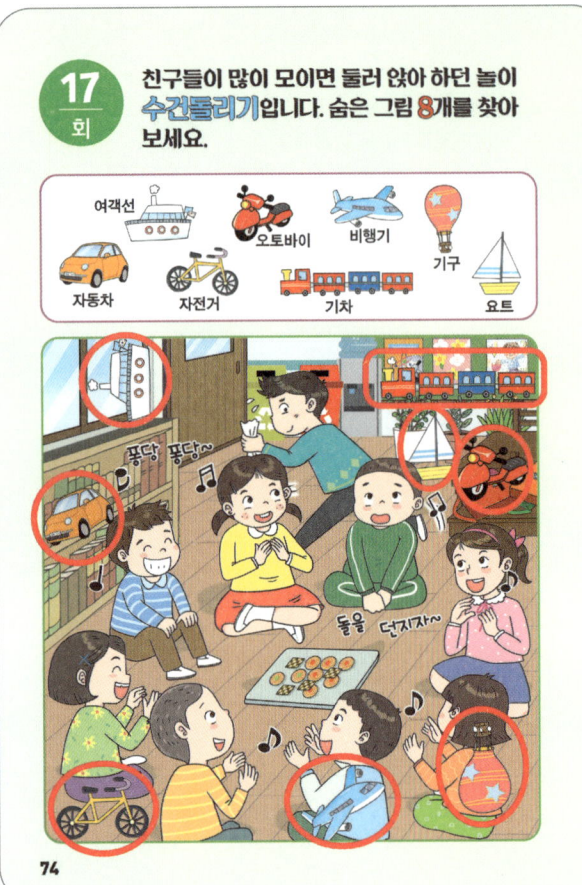

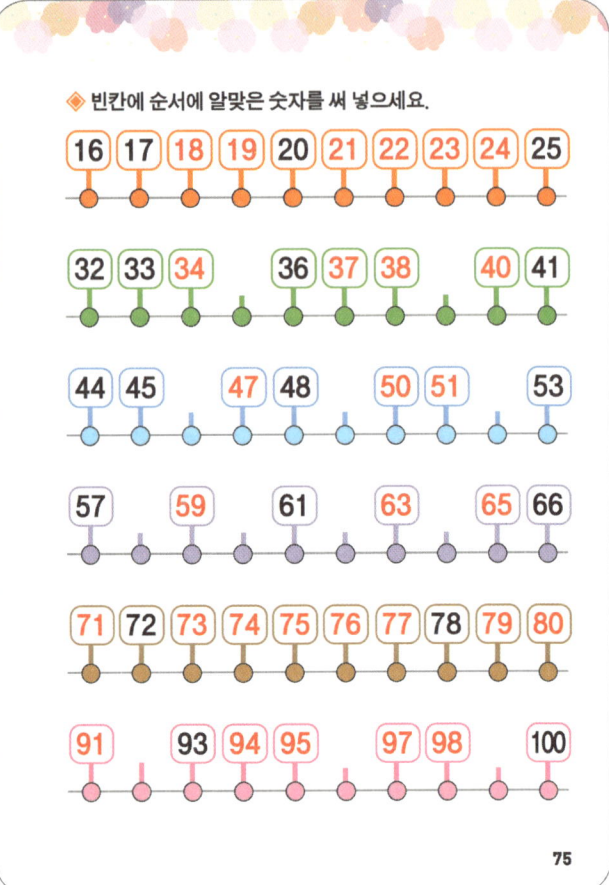

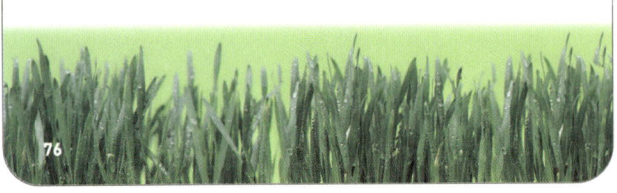

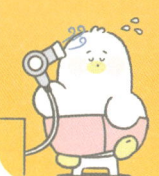

18회 정답

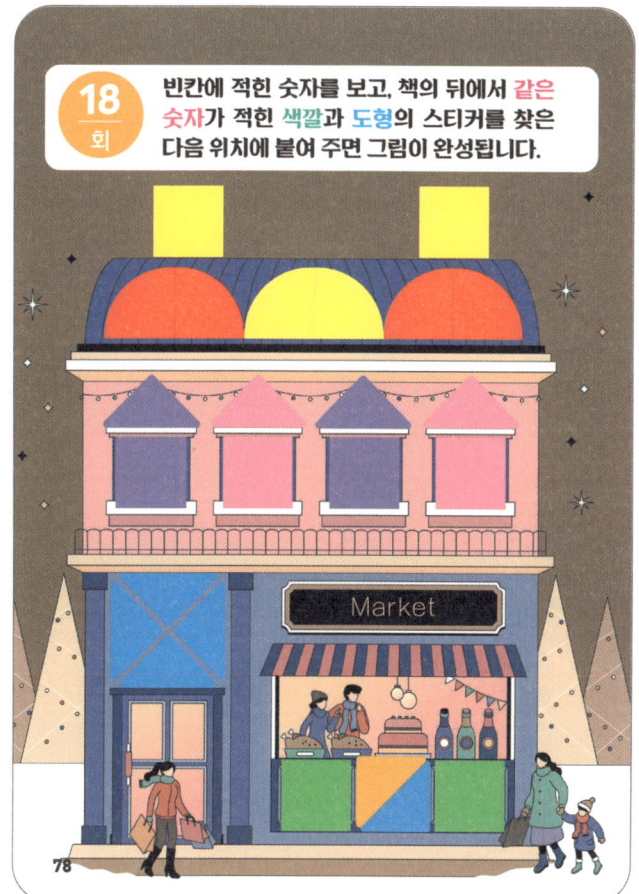

빈칸에 적힌 숫자를 보고, 책의 뒤에서 같은 숫자가 적힌 색깔과 도형의 스티커를 찾은 다음 위치에 붙여 주면 그림이 완성됩니다.

◈ 점선의 글자를 따라쓴 후, 가로 열쇠의 뜻을 보고 가로로 답하고, 세로 열쇠의 뜻을 보고 세로로 답을 해 십자말을 풀어 보세요.

			❶❷소	비	자
❸❹부	귀	영	화		
부			❺불	시	❻착
			량		각

➡ 가로열쇠

❶ 물건들을 소비하는 사람 (⑩ 생산자와 ○○○의 직거래 / ○○○단체)
❸ 재산이 많고 지위가 높으며 귀하게 되어서 세상에 드러나 온갖 영광을 누림. (⑩ ○○○○를 누리다.)
❺ 비행기가 비행 도중 기관 고장이나 기상 악화, 연료 부족 따위로 목적지에 이르기 전에 예정되지 않은 장소에 착륙함. (⑩ 헬기가 엔진 고장으로 ○○○했으나 인명 피해는 없었다.)

⬇ 세로열쇠

❷ 먹은 음식을 위나 창자에서 잘 받아들이지 못하여 영양분을 흡수하지 못하는 증세
❹ 남편과 아내를 아울러 이르는 말
❻ 어떤 사물이나 사실을 실제와 다르게 알거나 생각함. (⑩ 아는 사람인 줄 ○○했다.)

◈ 집중력 강화 시간입니다. 같은 숫자의 색으로 칠해 주세요.

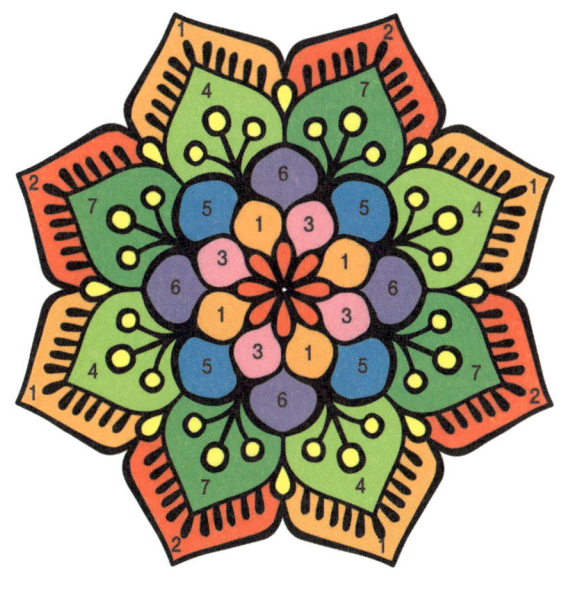

◈ 지갑에 동전과 지폐가 들어 있어요. 각 지갑에 들어 있는 돈은 얼마인가요?

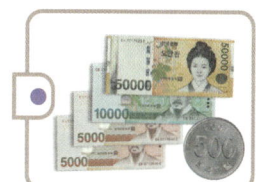 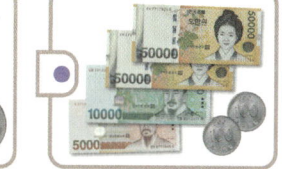

70,500 원   115,200 원

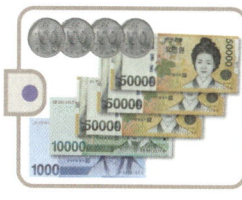 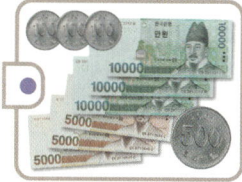

161,400 원   45,800 원

오늘의 기록

정답은 109쪽에 있습니다.

오늘 날짜	매일 3분 운동을 했나요?(6~9쪽)	틀린 문제 확인했나요?	내 사인
년 월 일			

19회 정답

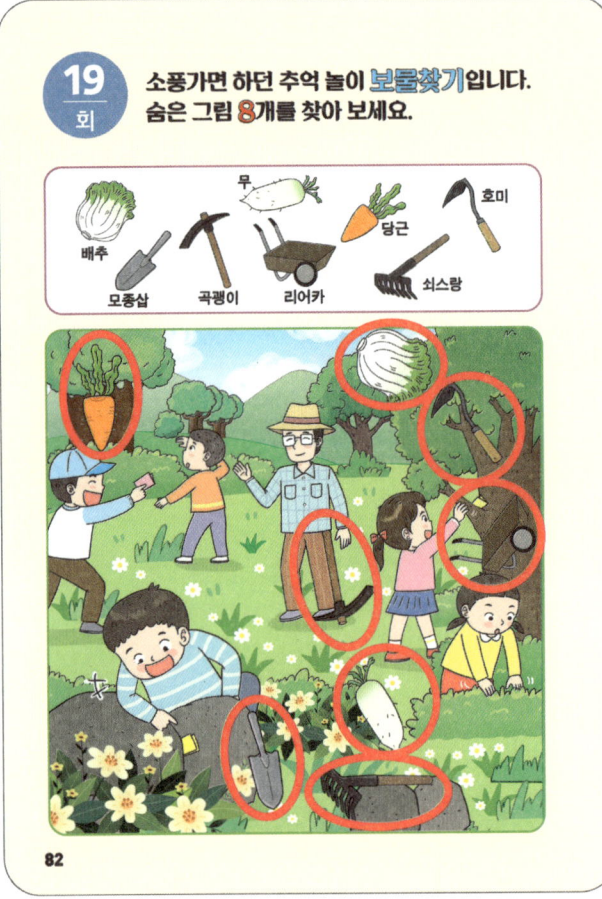

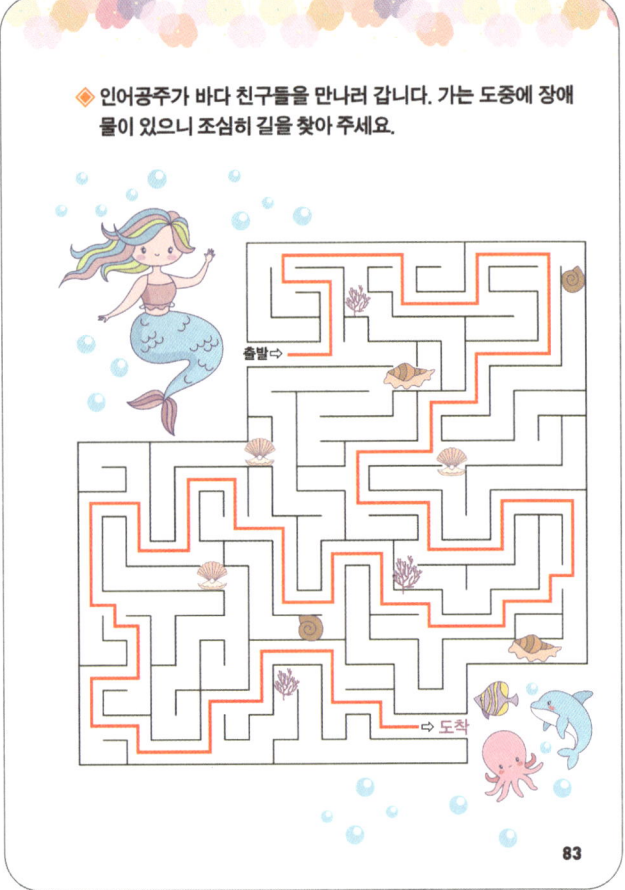

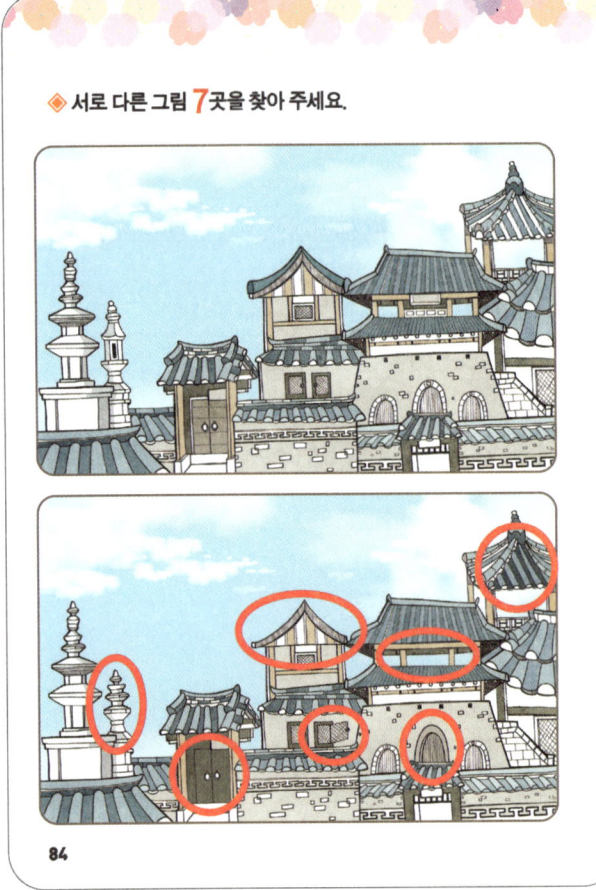

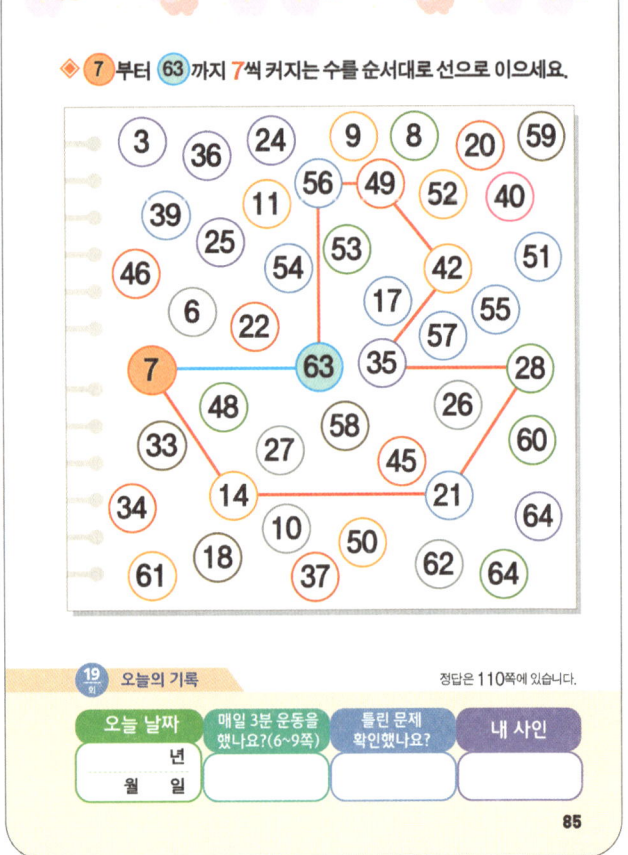

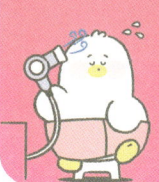

20회 정답

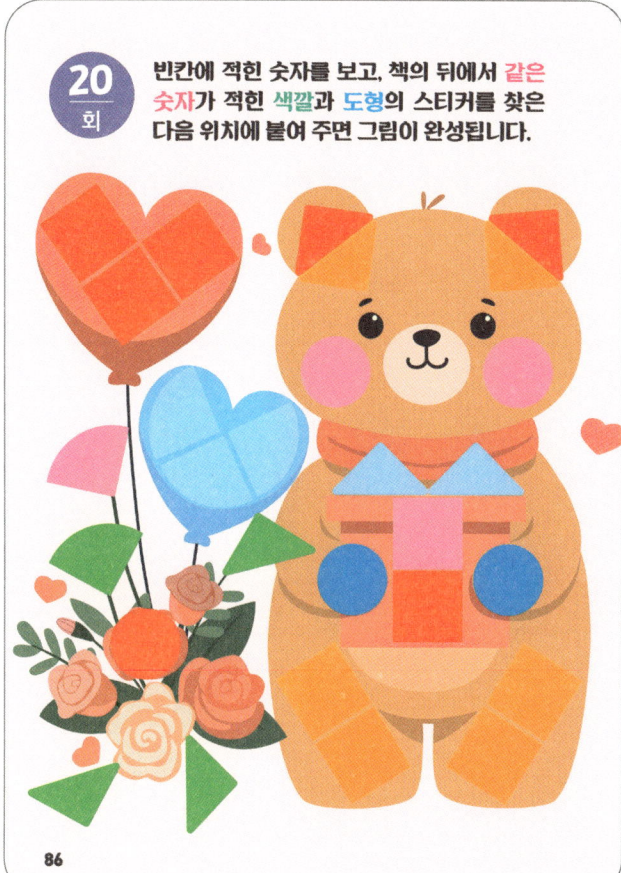

◆ 빈칸에 알맞은 숫자와 사칙 연산 기호(+, −, ×, ÷)를 넣어 보세요.

7	+	7	=	14
×		×		÷
3		2		2
=		=		=
21	−	14	=	7

20	÷	5	=	4
−		+		÷
4		3		2
=		=		=
16	÷	8	=	2

18	÷	6	=	3
+				×
17	−	7	=	10
=				=
35	−	5	=	30

21	×	4	=	84
−				÷
9	−	3	=	6
=				=
12	+	2	=	14

15	×	3	=	45
−		+		÷
3		4		9
=		=		=
12	−	7	=	5

99	−	14	=	85
÷		−		÷
9		8		5
=		=		=
11	+	6	=	17

◆ 표 안에 숨어 있는 단어를 찾아서 아래의 빈칸에 써 보세요.

가	야	금	택	울	고	원
적	오	창	놀	스	려	탈
청	갈	산	찜	사	청	광
와	출	방	름	율	자	화
대	통	생	구	오	트	문
달	세	종	대	왕	황	텔

찾은 단어
1. 고려청자
2. 청와대
3. 세종대왕
4. 광화문

◆ 빈칸에 알맞은 그림 조각을 찾아 번호를 적어 주세요.

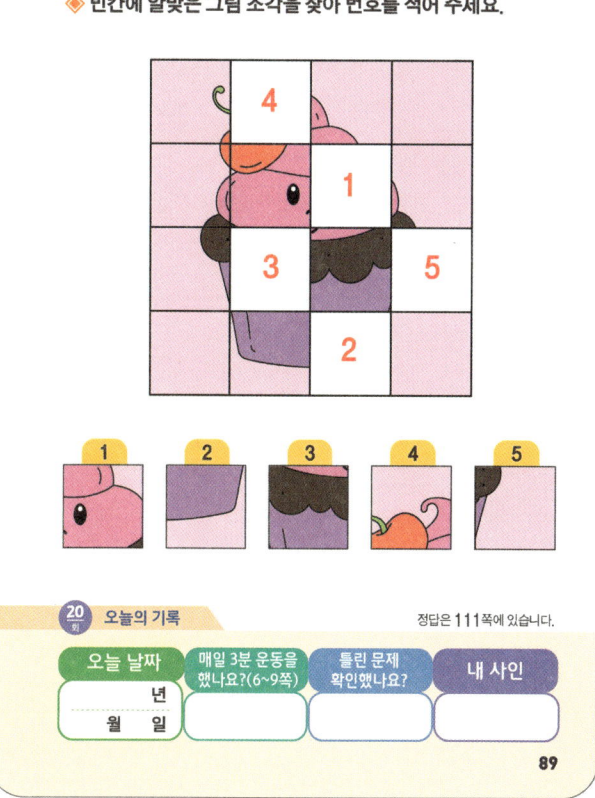

숨은그림찾기 〈추억놀이〉
치매 예방을 위한
오늘도 재밌는 뇌운동 ❸ 스티커270

초판 발행 · 2024년 10월 30일

지은이 큰그림 편집부
숨은그림 유선영
펴낸이 이강실
펴낸곳 도서출판 큰그림
등 록 제2018-000090호
주 소 서울시 마포구 양화로 133 서교타워 1703호
전 화 02-849-5069
팩 스 02-6004-5970
이메일 big_picture_41@naver.com

기 획 이강실
교정교열 김선미
디 자 인 예다움
인쇄와 제본 미래피앤피

가 격 10,000원
ISBN 979-11-90976-31-2(13710)

- 잘못된 책은 구입한 서점에서 바꿔 드립니다.
- 이 책의 저작권은 도서출판 큰그림에 있으므로 실린 글과 그림을 무단으로 복사, 복제, 배포하는 것은 저작권자의 권리를 침해하는 것입니다.

절취선

1

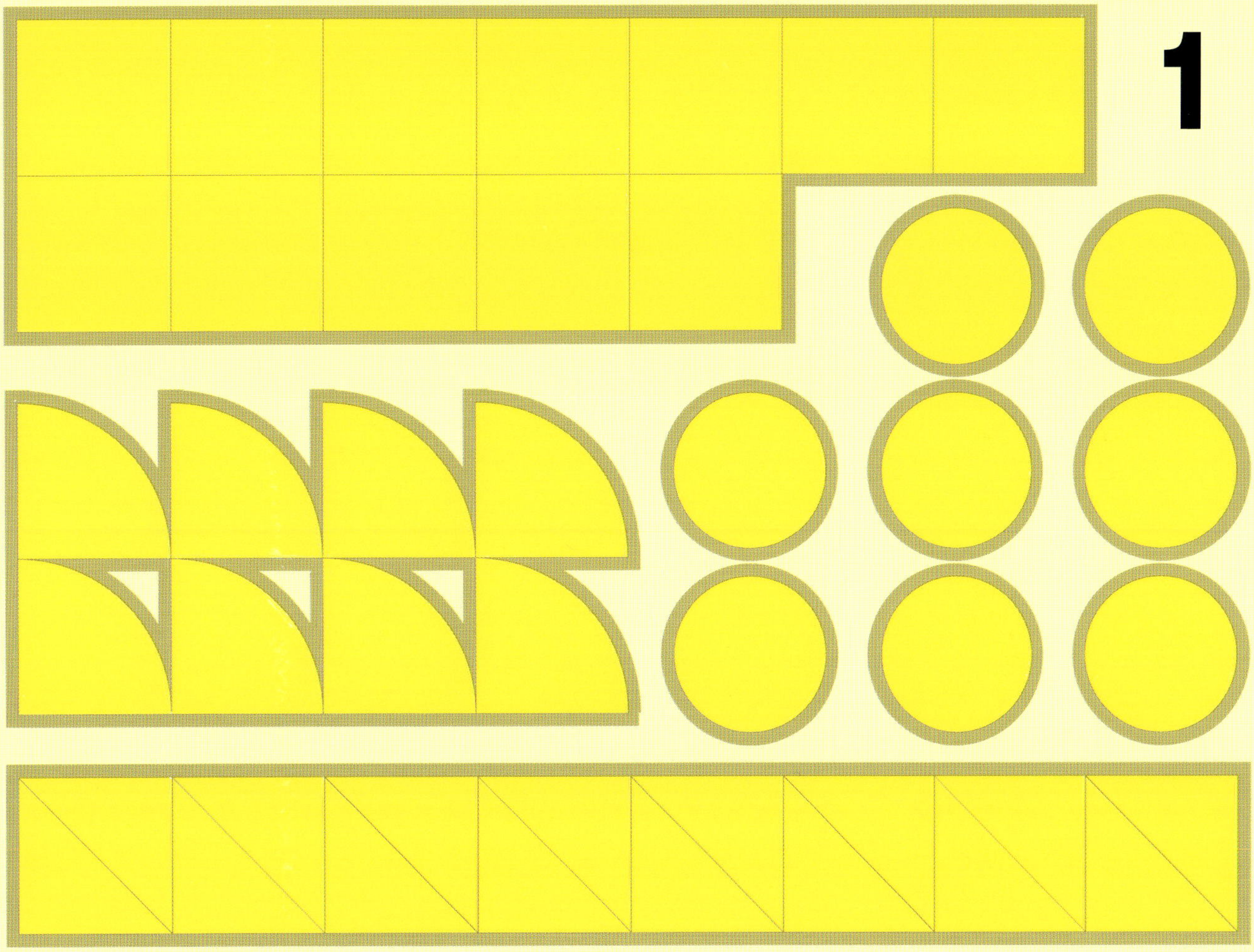

2

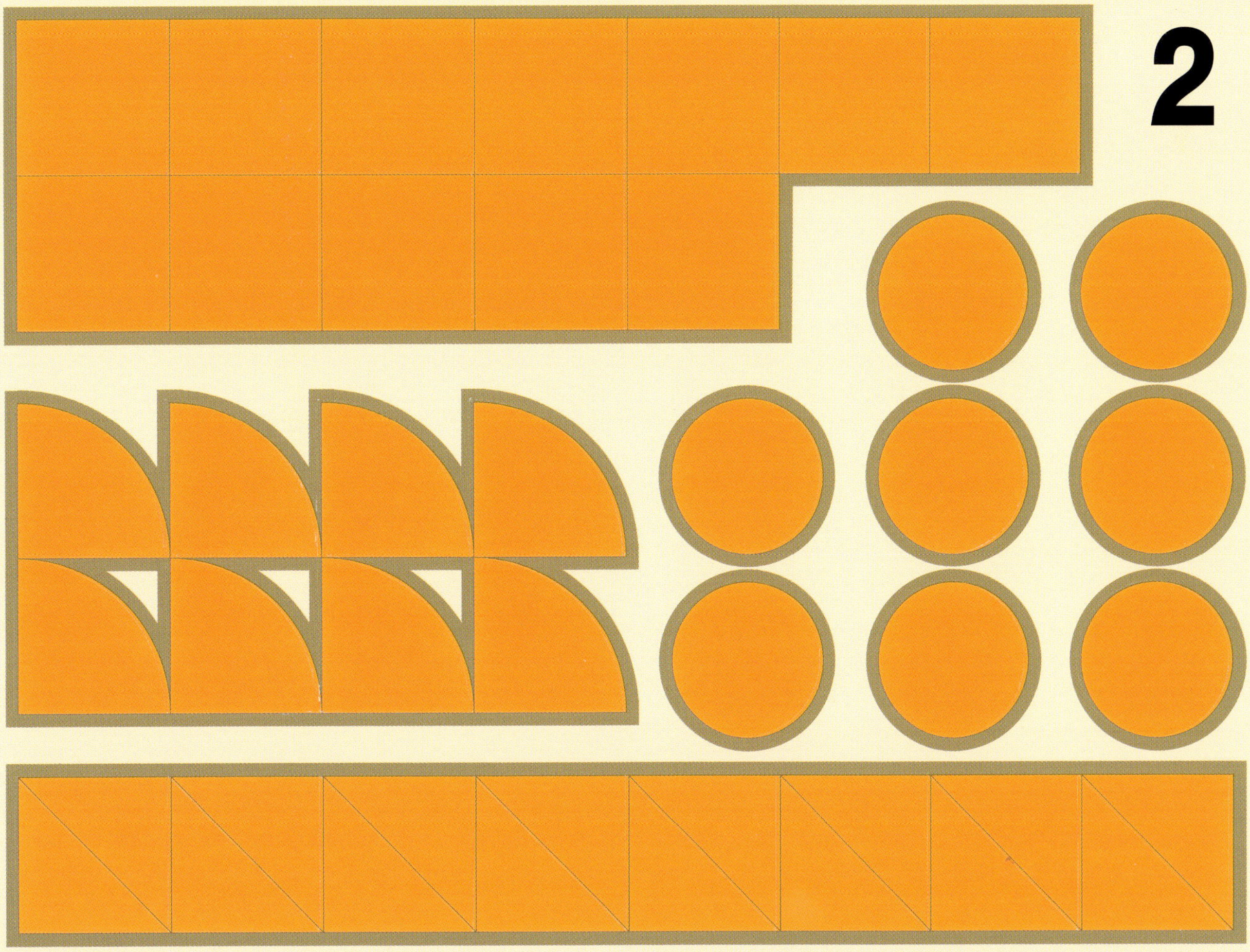

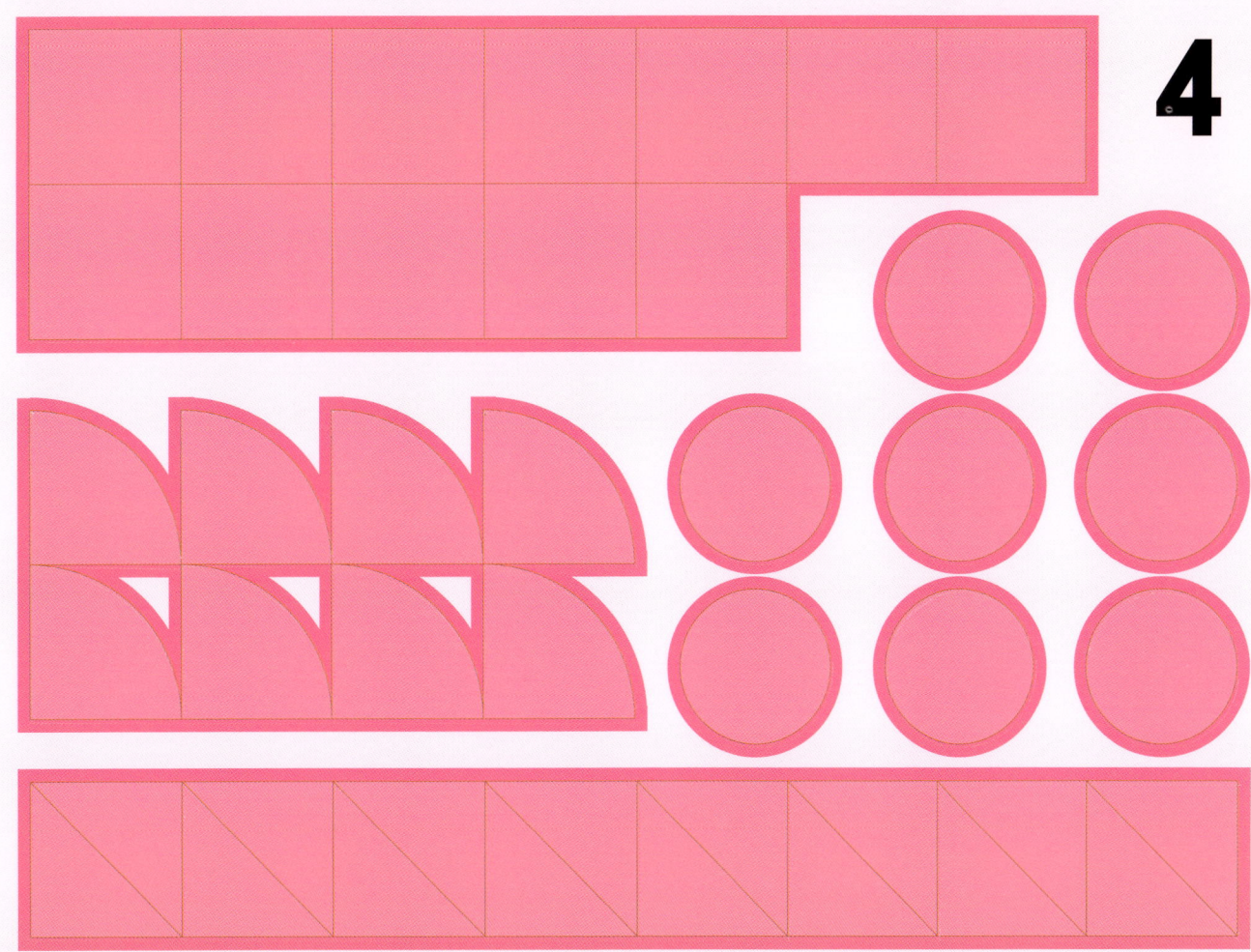

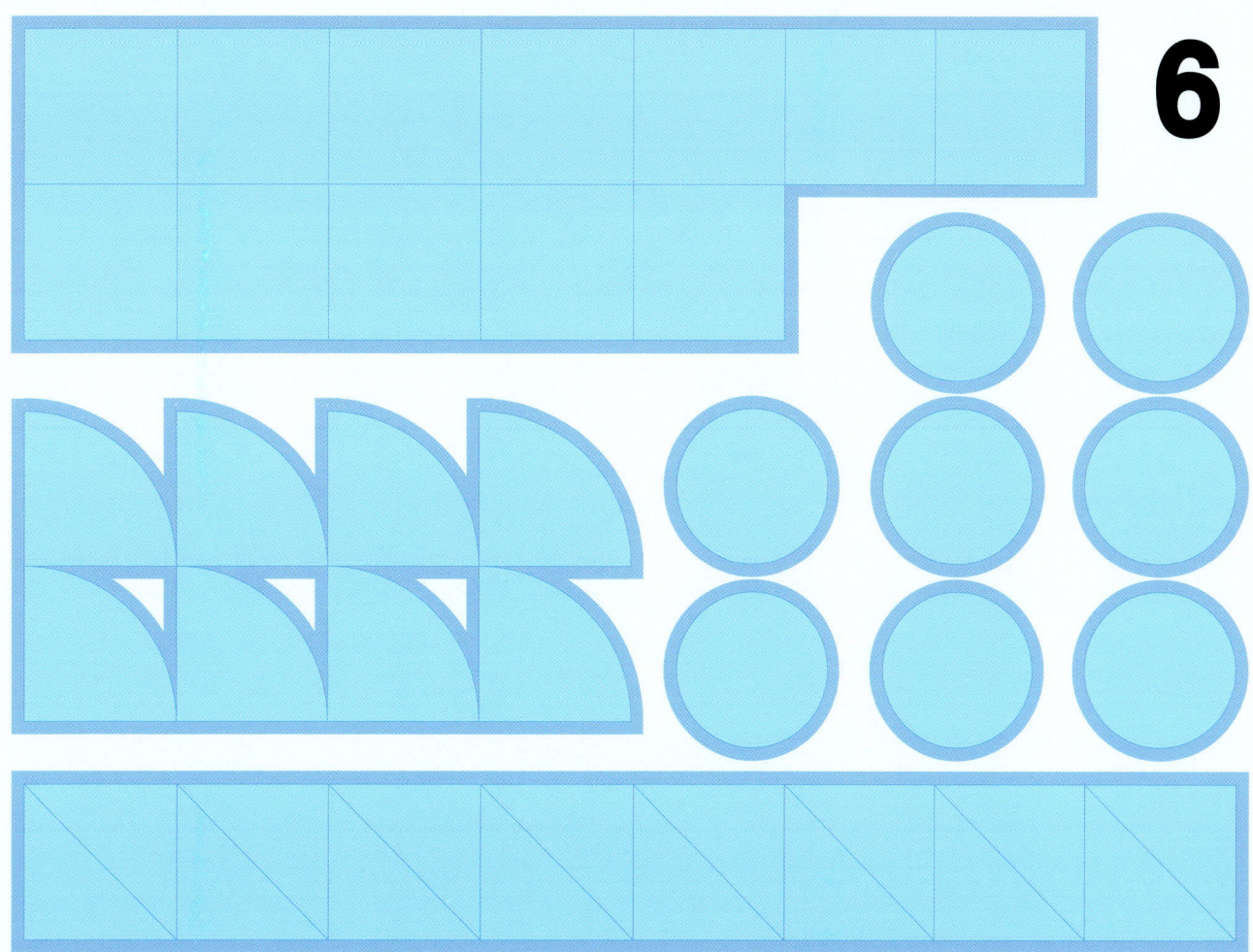

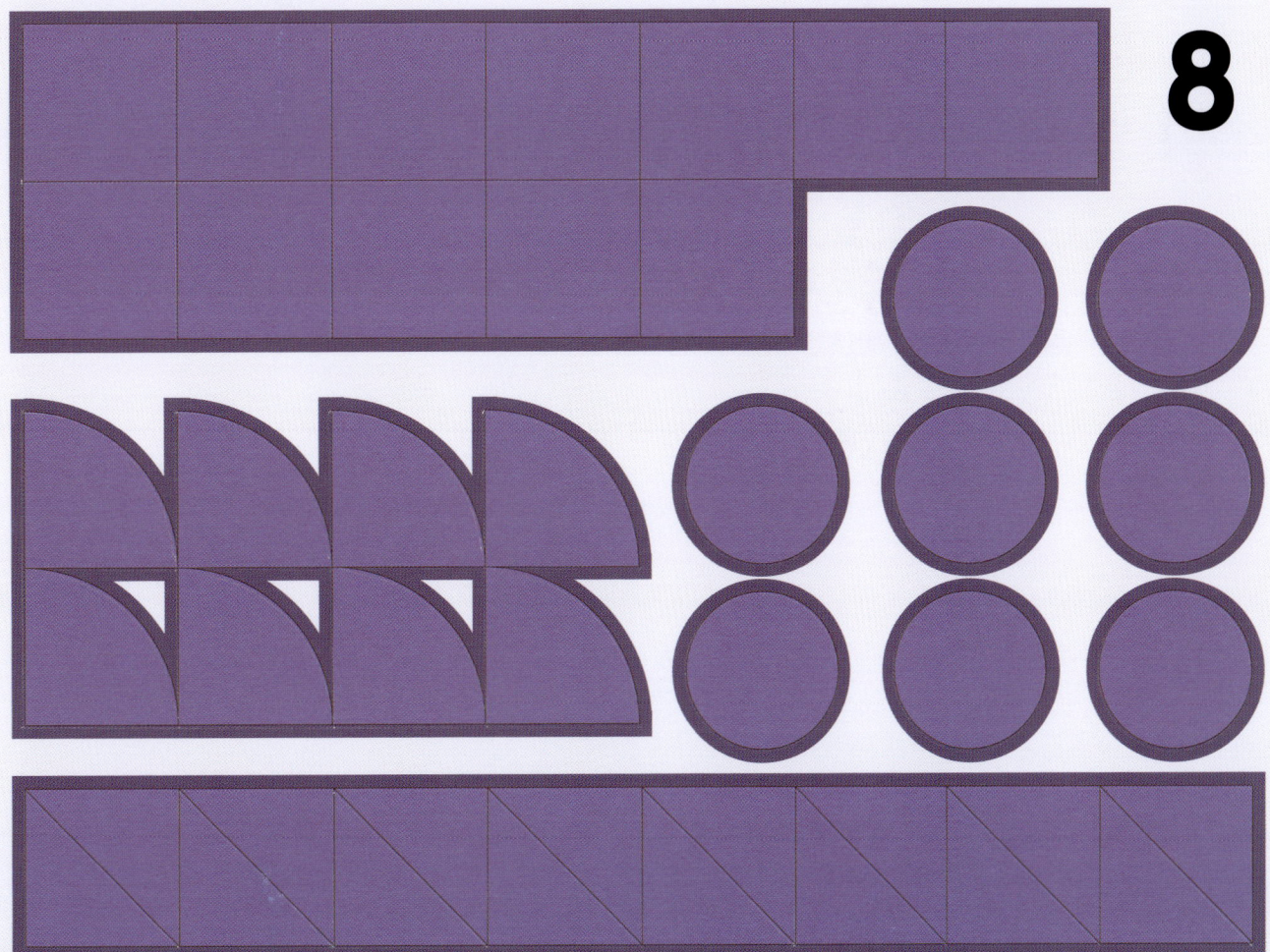